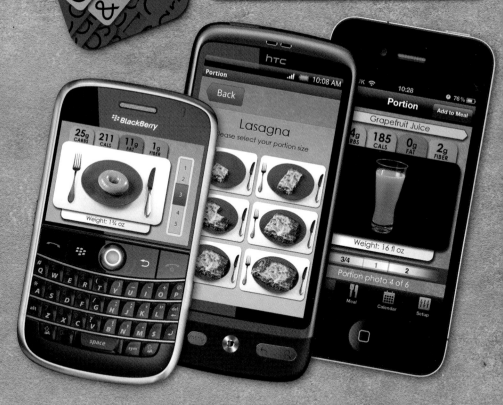
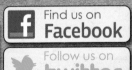

Contents

Introduction

Welcome to **The Carbs & Cals & Fat & Fiber Counter**! This is a unique book: unlike most books, there are lots of pictures and few words.

The Carbs & Cals & Fat & Fiber Counter is unique in providing photos of a large selection of popular food items, meals, and drinks by portion size. Each portion shows the carbohydrate, calories, fat, and fiber to the nearest gram. The book has been produced with two main purposes in mind: firstly, it is a powerful resource for anyone with diabetes who is carbohydrate counting or would like to learn this skill. Secondly, it is a great visual reference to the calorie and fat content in hundreds of different food and drink items and is therefore extremely useful for weight loss and portion control.

In addition to the large selection of food items, meals, and drinks contained in this book, you can also access an even wider range via our smartphone app. To find out more, simply visit www.carbsandcals.com. We hope you enjoy using the book and that it makes the process of carbohydrate, calorie, fat, and fiber counting easier to understand.

What is carbohydrate?

There are three main nutrients in the diet: carbohydrate, protein, and fat.

The carbohydrate in the foods we eat is digested into glucose, which enters the blood and is used by our bodies as a fuel for energy. Carbohydrates are classified into two categories, simple (sugars) and complex (starches), and exist in either natural or refined (processed) form.

The table on the following page summarizes common foods that contain carbohydrate.

Food Group	Examples	Role
Grains	Bread, potatoes, rice, pasta, noodles, breakfast cereals, corn and peas.	An important source of fiber (especially whole grain varieties), calcium, iron, and B vitamins.
Fruit	All types of fruit contain carbohydrate in the form of natural fruit sugar (fructose).	A great source of vitamins, minerals, and fiber.
Vegetables	All types of vegetables contain carbohydrate in small quantities and should therefore be taken into consideration in carbohydrate counting.	Low in calories and a great source of vitamins, minerals, and fiber.
Dairy Foods	Milk, yogurt, ice cream, and some types of cheese (e.g. ricotta and mozzarella) all contain milk sugar (lactose).	An important source of calcium, vitamin A, and vitamin B12. Also a source of protein.
Sugary Foods & Drinks	Sugar, jelly, soft drinks, desserts, cakes, cookies, and chocolates.	No nutritional benefits other than providing additional calories.

The rate at which carbohydrate is broken down depends on the type of carbohydrate eaten; this is known as the Glycemic Index (GI). Foods with a high GI (such as white rice and donuts) are broken down quickly, causing a rapid rise in blood glucose levels. Foods with a low GI (such as brown rice and porridge oats) are broken down slowly, giving a more gradual rise in blood glucose levels.

For people with diabetes, having an idea of the GI of a variety of food and drink items can be helpful in predicting blood glucose fluctuations after eating or drinking. If you are on insulin, speak to your diabetes team about this in more detail.

It is important to bear in mind that GI does not take into account the other nutrients in food (e.g. protein and fat), which can slow down the absorption of glucose into the blood. It also does not take into account the amount of carbohydrate in the meal, which is a much better predictor of blood glucose response.

What mixture of nutrients should I eat?

The American Diabetes Association has concluded that there is no set amount of carbohydrate that a person should eat each day. The total amounts of carbohydrate, protein, fat, and fiber in the diet can be adjusted to meet individual goals. A registered dietitian can help you optimize your diet based on your personal requirements.

There are 5 main food groups: grains, protein, vegetables, fruit, and dairy. They are the building blocks for a healthy, balanced diet. The MyPlate meal plan system (www.choosemyplate.gov) illustrates how much of what you eat and drink each day, including snacks, should come from each of these 5 food groups. Try to incorporate foods from the grain group at each meal, such as bread, rice, potatoes, and pasta (choose whole grain varieties whenever you can) and eat plenty of fruit, vegetables, and beans. Also include in your diet some milk and dairy foods, some lean meat, poultry and fish, and cut back on foods high in solid fats, added sugars, and salt.

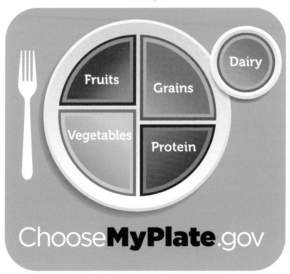

Diabetes and carbohydrate counting

For people with diabetes, carbohydrate counting is not a new concept; it has been around for over 50 years. However, in recent years it has been incorporated more and more into the education and management of Type 1 and Type 2 diabetes, and diabetes in pregnancy. If you are starting out with carbohydrate counting, there are three main areas that you may wish to familiarize yourself with:

1. Learning about the concept of carbohydrate counting and how to estimate the amount of carbohydrate in food and drink. You can practice carbohydrate counting by using this book, along with other methods, such as weighing your food portions and checking food labels.

2. Understanding the effect of food, diabetes medication, alcohol, and physical activity on blood glucose levels, and learning how to manage these factors.

3. If you have Type 1 or Type 2 diabetes and are on multiple daily injections or an insulin pump, learning how to match rapid-acting insulin to carbohydrate, using insulin-to-carbohydrate ratios.

Learning to estimate the carbohydrate content of food and drink is a valuable skill that becomes easier as you get used to it. You might find it more difficult to estimate carbohydrate when you are eating out or having take-out meals or dinner with friends, as it is not easy to know which ingredients have been used. But for most people with diabetes, with time and the right support carbohydrate counting becomes second nature.

As mentioned earlier, carbohydrate from the food and drink we consume is broken down into glucose. This glucose is transferred into the blood and from there it is carried into cells of the body by the hormone insulin. The amount of insulin required is directly related to the total amount of carbohydrate being consumed.

The development of newer insulin has enabled people with diabetes to effectively adjust insulin doses to the carbohydrate content of their meals. By adjusting insulin, it is possible to have greater flexibility of food choice, reduced risk of hypoglycemia, and improved blood glucose control.

For people on multiple daily injections of insulin (basal/bolus) or on insulin pumps, carbohydrate counting is important in making decisions on how much insulin to use. Many people on two insulin injections a day find it useful to count carbohydrate in order to maintain consistent amounts of carbohydrate at meals, and to reduce the risk of wide fluctuations in blood glucose levels.

The insulin-to-carbohydrate ratio will vary from person to person and can also vary at different times of the day. A typical starting point for many people is 1 unit for every 15g of carbohydrate. An alternative way to calculate insulin-to-carbohydrate ratio is the Rule of 500. This is based on the concept that 50% of the total daily dose (TDD) is basal and 50% of the TDD is bolus. Using the Rule of 500, a starting insulin-to-carbohydrate ratio can be estimated by dividing the number 500 by the TDD. For more information or advice on this, please consult your diabetes team.

Fiber and carbohydrate counting

Foods high in fiber are a healthy addition to a meal plan. The American Diabetes Association states that some people may benefit from adjusting the carbohydrate calculation for high-fiber foods. This is because fiber is not completely digested and absorbed, and therefore a high-fiber meal would not provide as much available carbohydrate as a low-fiber meal of similar total carbohydrate content.

A high-fiber food is one that contains 5 or more grams of dietary fiber per serving. When there are 5 or more grams of fiber per serving, subtract half the amount of fiber from the total grams of carbohydrate to determine how much carbohydrate is available. For example, a breakfast cereal containing 45g of total carbohydrate and 12g of dietary fiber can be counted as 39g [45 - 6 = 39] of available carbohydrate.

However, for some people this method of carbohydrate counting does not help to improve their blood glucose levels and they may therefore need to adjust their insulin according to the total carbohydrate rather than to the subtracted amount. Work with your dietitian and diabetes educator to find out which method is right for you.

Learning how to adjust insulin and count carbohydrate can be complex. This book is not designed to teach you how to adjust your insulin. It is important that you have the support of appropriately trained healthcare professionals, such as a nurse or dietitian who is a certified diabetes educator. The American Diabetes Association organizes many community programs around the country (www.diabetes.org/in-my-community) that provide people with the care and information they need to manage their diabetes. Hospitals and clinics also offer education and support programs for Type 1 and Type 2 diabetes. Ask your diabetes team what is available in your area.

Carbohydrate in alcoholic drinks

This book also contains the carbohydrate values of a variety of alcoholic drinks. These values have been included as a reference only, as it is not recommended to take additional insulin for the carbohydrate found in most alcoholic drinks. If you are having a mixed alcoholic drink, you may typically be advised to take half your normal insulin dose. Your diabetes educator can advise you on this in more detail.

What are calories?

Calories are units of energy. They are used to measure the amount of energy in food and drink. This energy comes from the nutrients carbohydrate, fat, and protein, as well as from alcohol. Each of these contains a different number of calories per gram:

1g Carbohydrate	=	4 calories
1g Fat	=	9 calories
1g Protein	=	4 calories
1g Alcohol	=	7 calories

As seen above, fat has the most calories per gram; therefore, if you eat a lot of foods that are high in fat you are likely to consume more calories and gain weight. People often associate carbohydrate with being 'fattening'. However, as you can see, carbohydrate contains less than half the calories of fat, and the same calories per gram as protein. Adding extra fat to carbohydrate foods (e.g. adding butter to a baked potato, or frying food) increases the calorie content.

How many calories should I consume each day?

The amount of calories a person should consume daily depends on a number of factors. These include age, gender, physical activity levels, and whether you are trying to lose, maintain, or gain weight. The Dietary Guidelines for Americans 2010 estimate between 1,600 to 2,400 calories per day for adult women and 2,000 to 3,000 calories for adult men. The low end of each range is for sedentary individuals and the high end is for active individuals. It is possible to get a more accurate idea of your personal calorie requirements by speaking to a registered dietitian.

Why count calories?

Studies have shown that in order to lose 1 lb of body weight over a week, it is necessary to reduce dietary intake by around 500 calories per day (3,500 per week). This reduction could be by diet alone, or by a combination of diet and increased physical activity. Eating a smaller portion or choosing a healthier option can be helpful in this process. Below is an example of how you could save 318 calories by choosing a healthier snack:

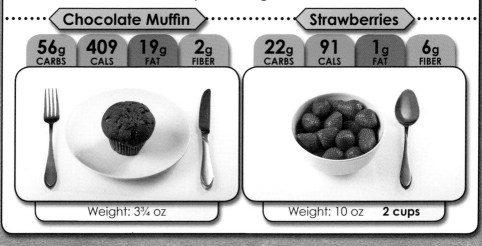

Chocolate Muffin				Strawberries			
56g CARBS	409 CALS	19g FAT	2g FIBER	22g CARBS	91 CALS	1g FAT	6g FIBER

Weight: 3¾ oz

Weight: 10 oz   **2 cups**

Fat & weight loss

The amount of fat a person should eat each day has not been established. The American Diabetes Association standards of care state, "The best mix of carbohydrate, protein, and fat appears to vary depending on individual circumstances."

Low-fat diets have traditionally been recommended as a way to lose weight, but more recent studies have shown that low-carbohydrate diets may be equally as effective in helping with weight loss.

When trying to lose weight, the total calorie intake for the day is the most important factor. Since fat contains more than double the calories found in protein and carbohydrate, reducing the fat content of your diet can be useful for decreasing your overall calorie intake. Understanding which foods contain large amounts of fat can be an important first step in deciding where to make changes.

Cutting back on foods that are high in saturated and trans fats, such as desserts, fatty meats, butter, and fast food can bring significant health benefits, including a reduction in blood pressure and lower cholesterol levels.

Advice on losing weight

If you are trying to lose weight, it is important to follow a balanced diet by including foods from all groups. You may wish to speak to a healthcare professional, such as your family doctor, nurse, or registered dietitian. If you have diabetes and take diabetes medication and/or insulin, weight loss may require a change in medication; it is best to seek medical advice first.

The Academy of Nutrition and Dietetics website (www.eatright.org) has useful information on losing weight. The American Diabetes Association (www.diabetes.org) also has weight loss advice, shopping tips, and recipe ideas. Commercial weight loss programs such as Weight Watchers®, Nutrisystem®, and Jenny Craig® can also provide support.

How to use this book

This book has been written with complete practicality in mind. Simply follow the steps outlined below:

1. Decide what you want to eat or drink, and find the meal, drink, or snack in the book.

2. Look at the tabs above the photo for the values you are interested in. These show the **carbs**, **calories**, **fat**, and **fiber.**

3. Choose your portion size (e.g. 8 oz cooked white rice), and prepare your meal, drink, or snack.

4. Add up the carbs, calories, fat, or fiber values for the different food components to give the totals for your meal.

All foods in the book are displayed on one of the following dishes:

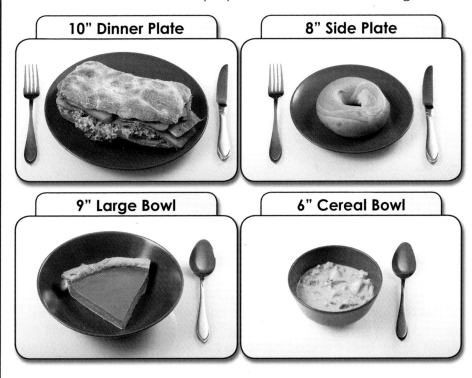

| 10" Dinner Plate | 8" Side Plate |
| 9" Large Bowl | 6" Cereal Bowl |

To help with scale, each photo displays either a knife and fork, or a dessertspoon. To make it as easy as possible, you can measure your own dinnerware and compare the size of your plates and bowls to the dinnerware in the photos. Alternatively, you may wish to use plates and bowls of the same size as the ones used in the book.

Foods are arranged in alphabetical sections: Beverages; Bread; Breakfast; Cakes & Pastries; Candy; Cookies, Crackers & Snacks; Desserts; Eggs & Cheese; Fast Food; Fruit; Ice Cream & Yogurt; International; Meals; Meat, Chicken & Fish; Milk & Cream; Potatoes; Rice, Pasta & Grains; Spreads, Sauces & Dips; and Vegetables & Beans. The different sections are color-coded, making it easy to find the food or drink you are looking for.

Please note that the International section may contain foods that people make at home, but for the purpose of this book the foods used and the values calculated were based on take-out versions.

If you are eating a meal with more than one food or drink containing carbohydrate, such as Thanksgiving dinner, you will need to find each component in the book and add them up separately. For example, your Thanksgiving dinner may comprise of turkey from p229, mashed potatoes from p249, stuffing from p232, gravy from p283, sweet potatoes from p258, and cranberry sauce from p283.

Each food has between 1 and 6 portion photos so that you can easily judge the carbohydrate and calories in your particular portion just by looking at the different photos. For example, a rice cake is usually the same size, so only 1 photo has been included. However, for lasagna there are 6 different portion photos shown so that you can choose the portion that is closest to the portion on your plate.

Values for carbohydrate, fat, and fiber are given to the nearest gram. Therefore, if a food only has 0.4g fat, the fat value will be listed as 0g, and if a food has 0.6g fat, the fat value will be listed as 1g.

The carbohydrate value is always in the green tab, the calorie value is always in the blue tab, fat is always in the pink tab, and fiber is always in the purple tab.

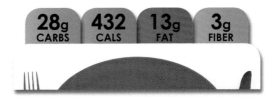

| 28g CARBS | 432 CALS | 13g FAT | 3g FIBER |

The weight of each portion is shown below each photo. This is always the **cooked/prepared** weight.

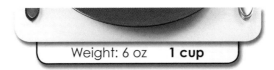

Weight: 6 oz   **1 cup**

For food items of which you are likely to eat more than one, there is a table with the carbohydrate, calories, fat, and fiber for 1, 2, 3 and 4 pieces, making it even easier for you to add up.

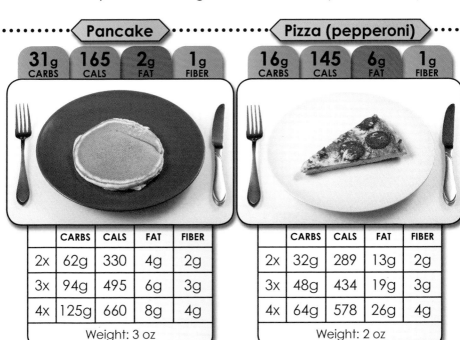

< **Pancake** >

| 31g CARBS | 165 CALS | 2g FAT | 1g FIBER |

	CARBS	CALS	FAT	FIBER
2x	62g	330	4g	2g
3x	94g	495	6g	3g
4x	125g	660	8g	4g
Weight: 3 oz				

< **Pizza (pepperoni)** >

| 16g CARBS | 145 CALS | 6g FAT | 1g FIBER |

	CARBS	CALS	FAT	FIBER
2x	32g	289	13g	2g
3x	48g	434	19g	3g
4x	64g	578	26g	4g
Weight: 2 oz				

Apple Juice

| 13g CARBS | 54 CALS | 0g FAT | 0g FIBER |

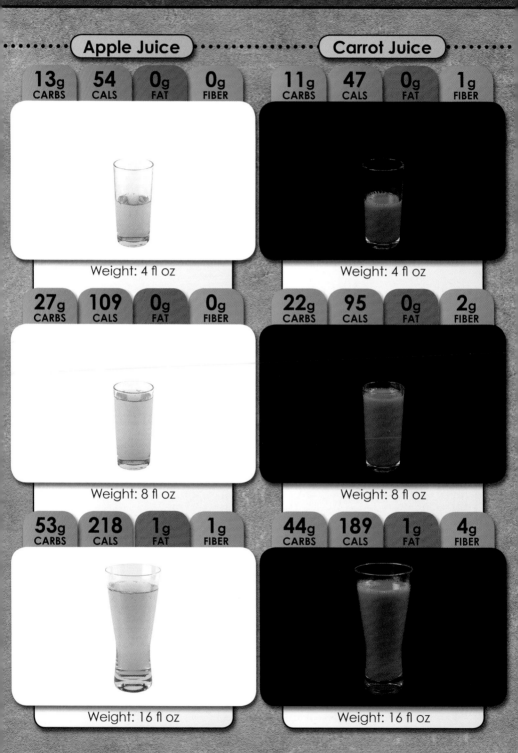

Weight: 4 fl oz

| 27g CARBS | 109 CALS | 0g FAT | 0g FIBER |

Weight: 8 fl oz

| 53g CARBS | 218 CALS | 1g FAT | 1g FIBER |

Weight: 16 fl oz

Carrot Juice

| 11g CARBS | 47 CALS | 0g FAT | 1g FIBER |

Weight: 4 fl oz

| 22g CARBS | 95 CALS | 0g FAT | 2g FIBER |

Weight: 8 fl oz

| 44g CARBS | 189 CALS | 1g FAT | 4g FIBER |

Weight: 16 fl oz

Cranberry Juice

| 14g CARBS | 54 CALS | 0g FAT | 0g FIBER |

Weight: 4 fl oz

| 29g CARBS | 109 CALS | 0g FAT | 0g FIBER |

Weight: 8 fl oz

| 58g CARBS | 218 CALS | 1g FAT | 0g FIBER |

Weight: 16 fl oz

Grape Juice

| 17g CARBS | 71 CALS | 0g FAT | 0g FIBER |

Weight: 4 fl oz

| 35g CARBS | 142 CALS | 0g FAT | 0g FIBER |

Weight: 8 fl oz

| 70g CARBS | 284 CALS | 1g FAT | 1g FIBER |

Weight: 16 fl oz

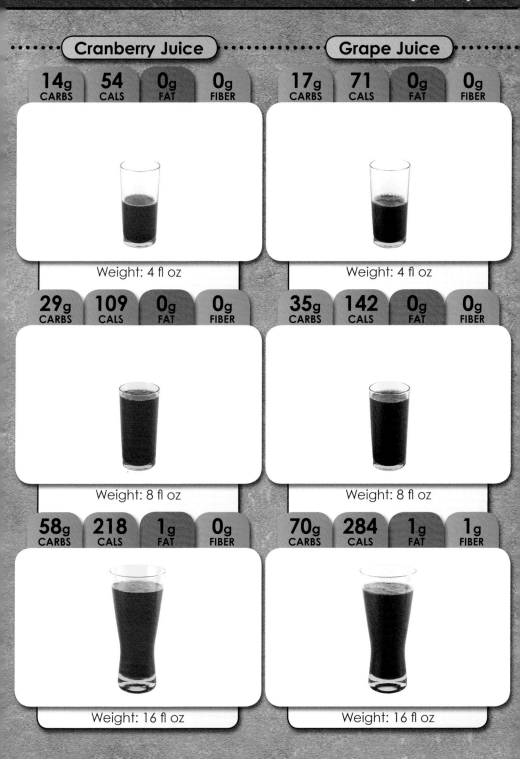

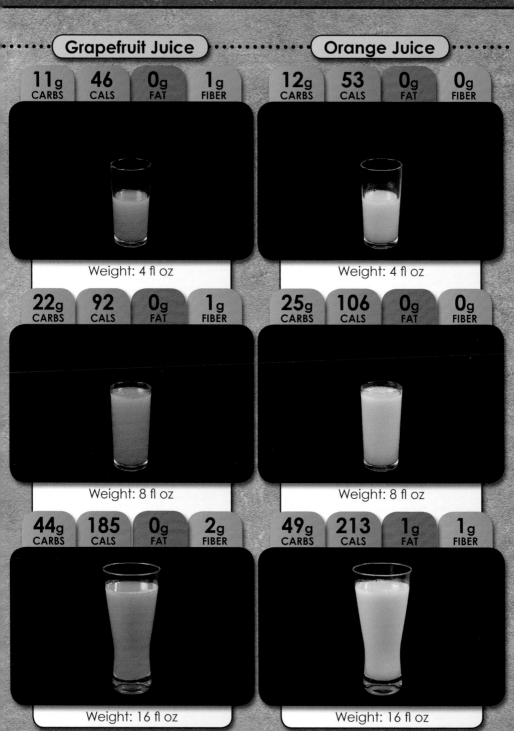

Grapefruit Juice

| 11g CARBS | 46 CALS | 0g FAT | 1g FIBER |

Weight: 4 fl oz

| 22g CARBS | 92 CALS | 0g FAT | 1g FIBER |

Weight: 8 fl oz

| 44g CARBS | 185 CALS | 0g FAT | 2g FIBER |

Weight: 16 fl oz

Orange Juice

| 12g CARBS | 53 CALS | 0g FAT | 0g FIBER |

Weight: 4 fl oz

| 25g CARBS | 106 CALS | 0g FAT | 0g FIBER |

Weight: 8 fl oz

| 49g CARBS | 213 CALS | 1g FAT | 1g FIBER |

Weight: 16 fl oz

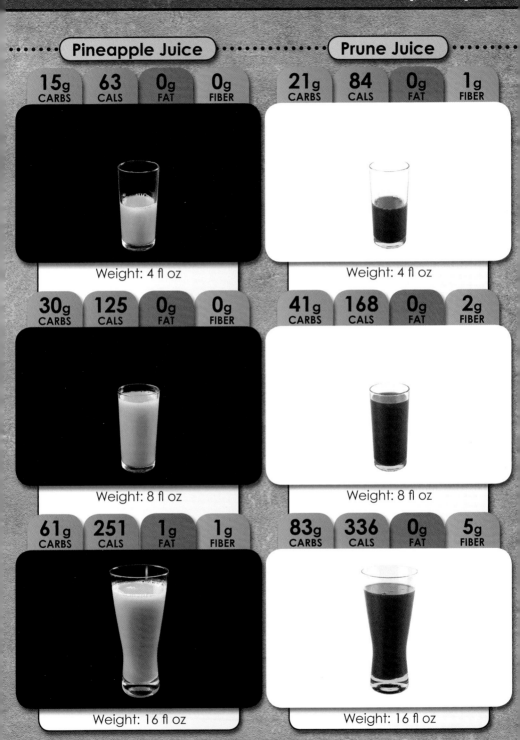

Pineapple Juice

| 15g CARBS | 63 CALS | 0g FAT | 0g FIBER |

Weight: 4 fl oz

| 30g CARBS | 125 CALS | 0g FAT | 0g FIBER |

Weight: 8 fl oz

| 61g CARBS | 251 CALS | 1g FAT | 1g FIBER |

Weight: 16 fl oz

Prune Juice

| 21g CARBS | 84 CALS | 0g FAT | 1g FIBER |

Weight: 4 fl oz

| 41g CARBS | 168 CALS | 0g FAT | 2g FIBER |

Weight: 8 fl oz

| 83g CARBS | 336 CALS | 0g FAT | 5g FIBER |

Weight: 16 fl oz

Tomato Juice

5g CARBS	20 CALS	0g FAT	0g FIBER

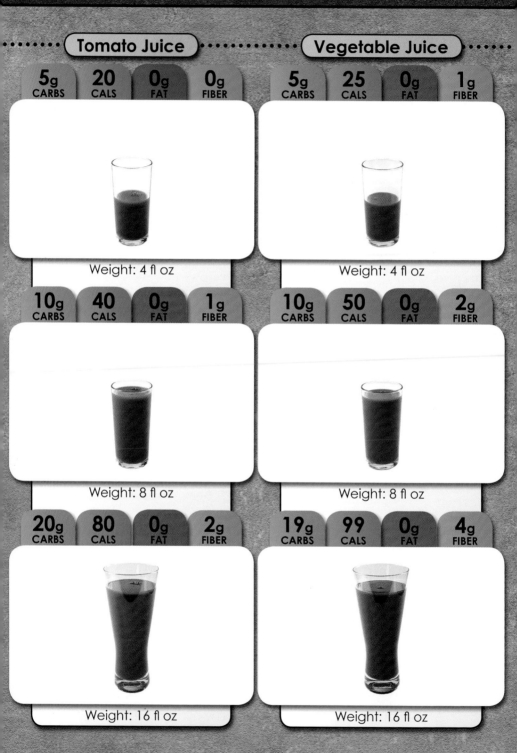

Weight: 4 fl oz

10g CARBS	40 CALS	0g FAT	1g FIBER

Weight: 8 fl oz

20g CARBS	80 CALS	0g FAT	2g FIBER

Weight: 16 fl oz

Vegetable Juice

5g CARBS	25 CALS	0g FAT	1g FIBER

Weight: 4 fl oz

10g CARBS	50 CALS	0g FAT	2g FIBER

Weight: 8 fl oz

19g CARBS	99 CALS	0g FAT	4g FIBER

Weight: 16 fl oz

Cola

| 11g CARBS | 44 CALS | 0g FAT | 0g FIBER |

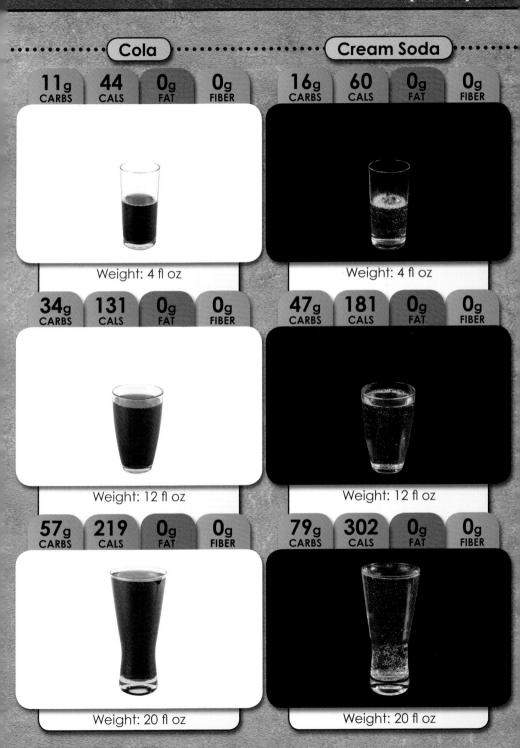

Weight: 4 fl oz

| 34g CARBS | 131 CALS | 0g FAT | 0g FIBER |

Weight: 12 fl oz

| 57g CARBS | 219 CALS | 0g FAT | 0g FIBER |

Weight: 20 fl oz

Cream Soda

| 16g CARBS | 60 CALS | 0g FAT | 0g FIBER |

Weight: 4 fl oz

| 47g CARBS | 181 CALS | 0g FAT | 0g FIBER |

Weight: 12 fl oz

| 79g CARBS | 302 CALS | 0g FAT | 0g FIBER |

Weight: 20 fl oz

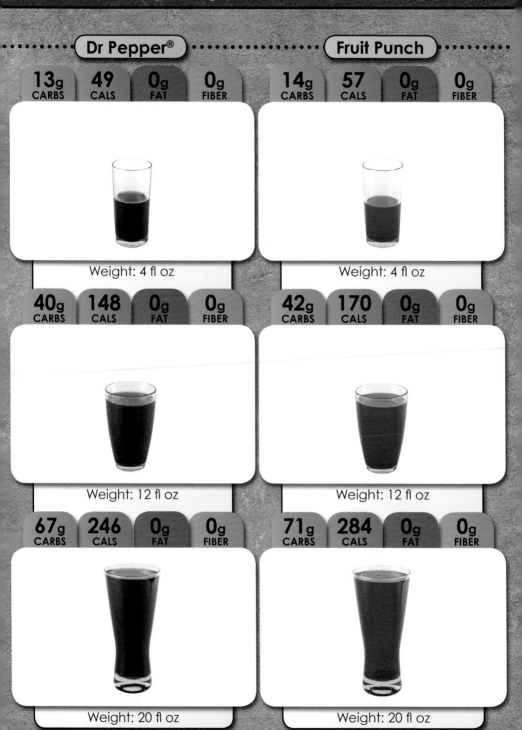

Dr Pepper®

13g CARBS	49 CALS	0g FAT	0g FIBER

Weight: 4 fl oz

40g CARBS	148 CALS	0g FAT	0g FIBER

Weight: 12 fl oz

67g CARBS	246 CALS	0g FAT	0g FIBER

Weight: 20 fl oz

Fruit Punch

14g CARBS	57 CALS	0g FAT	0g FIBER

Weight: 4 fl oz

42g CARBS	170 CALS	0g FAT	0g FIBER

Weight: 12 fl oz

71g CARBS	284 CALS	0g FAT	0g FIBER

Weight: 20 fl oz

Gatorade®

7g CARBS	25 CALS	0g FAT	0g FIBER

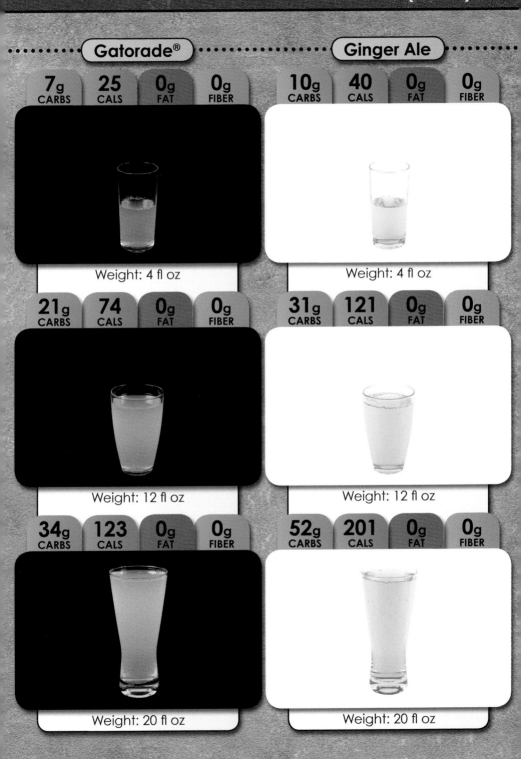

Weight: 4 fl oz

21g CARBS	74 CALS	0g FAT	0g FIBER

Weight: 12 fl oz

34g CARBS	123 CALS	0g FAT	0g FIBER

Weight: 20 fl oz

Ginger Ale

10g CARBS	40 CALS	0g FAT	0g FIBER

Weight: 4 fl oz

31g CARBS	121 CALS	0g FAT	0g FIBER

Weight: 12 fl oz

52g CARBS	201 CALS	0g FAT	0g FIBER

Weight: 20 fl oz

Grape Soda

| 13g CARBS | 51 CALS | 0g FAT | 0g FIBER |

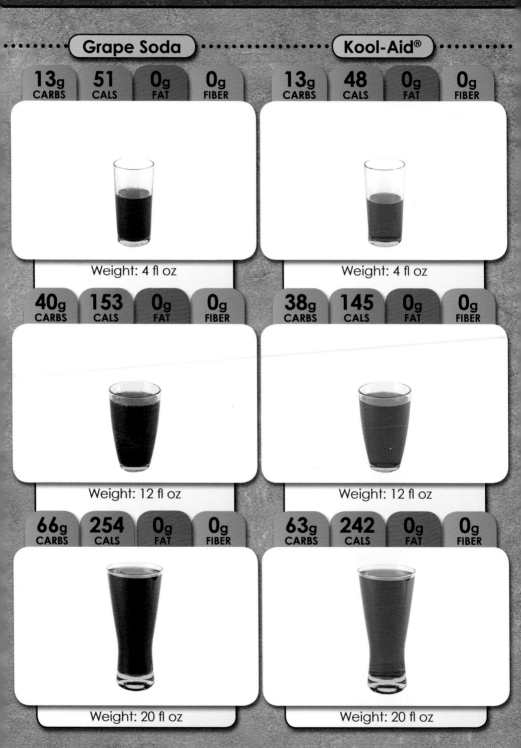

Weight: 4 fl oz

| 40g CARBS | 153 CALS | 0g FAT | 0g FIBER |

Weight: 12 fl oz

| 66g CARBS | 254 CALS | 0g FAT | 0g FIBER |

Weight: 20 fl oz

Kool-Aid®

| 13g CARBS | 48 CALS | 0g FAT | 0g FIBER |

Weight: 4 fl oz

| 38g CARBS | 145 CALS | 0g FAT | 0g FIBER |

Weight: 12 fl oz

| 63g CARBS | 242 CALS | 0g FAT | 0g FIBER |

Weight: 20 fl oz

Lemonade

12g CARBS	47 CALS	0g FAT	0g FIBER

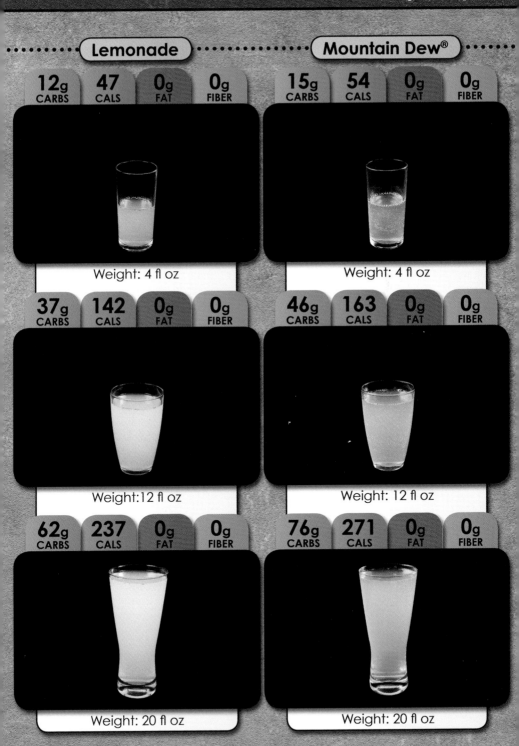

Weight: 4 fl oz

37g CARBS	142 CALS	0g FAT	0g FIBER

Weight: 12 fl oz

62g CARBS	237 CALS	0g FAT	0g FIBER

Weight: 20 fl oz

Mountain Dew®

15g CARBS	54 CALS	0g FAT	0g FIBER

Weight: 4 fl oz

46g CARBS	163 CALS	0g FAT	0g FIBER

Weight: 12 fl oz

76g CARBS	271 CALS	0g FAT	0g FIBER

Weight: 20 fl oz

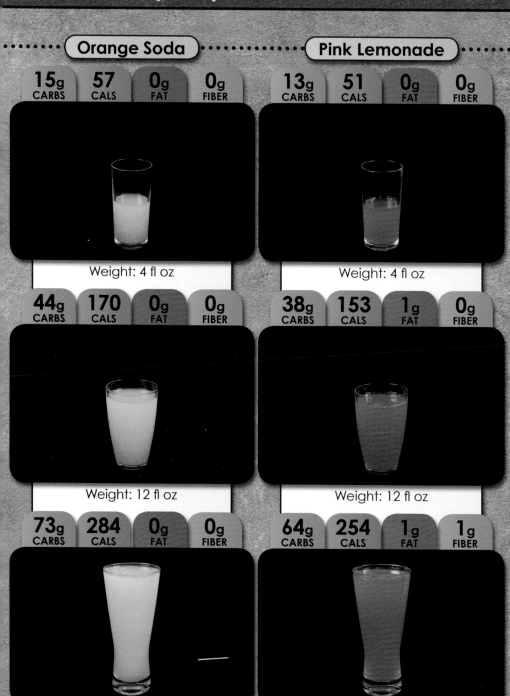

Orange Soda

| 15g CARBS | 57 CALS | 0g FAT | 0g FIBER |

Weight: 4 fl oz

| 44g CARBS | 170 CALS | 0g FAT | 0g FIBER |

Weight: 12 fl oz

| 73g CARBS | 284 CALS | 0g FAT | 0g FIBER |

Weight: 20 fl oz

Pink Lemonade

| 13g CARBS | 51 CALS | 0g FAT | 0g FIBER |

Weight: 4 fl oz

| 38g CARBS | 153 CALS | 1g FAT | 0g FIBER |

Weight: 12 fl oz

| 64g CARBS | 254 CALS | 1g FAT | 1g FIBER |

Weight: 20 fl oz

Rockstar®

| 15g CARBS | 69 CALS | 0g FAT | 0g FIBER |

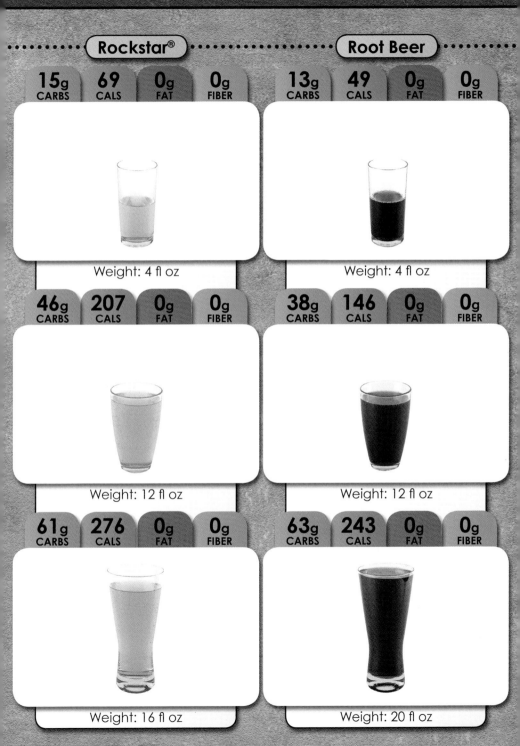

Weight: 4 fl oz

| 46g CARBS | 207 CALS | 0g FAT | 0g FIBER |

Weight: 12 fl oz

| 61g CARBS | 276 CALS | 0g FAT | 0g FIBER |

Weight: 16 fl oz

Root Beer

| 13g CARBS | 49 CALS | 0g FAT | 0g FIBER |

Weight: 4 fl oz

| 38g CARBS | 146 CALS | 0g FAT | 0g FIBER |

Weight: 12 fl oz

| 63g CARBS | 243 CALS | 0g FAT | 0g FIBER |

Weight: 20 fl oz

Eggnog

32g CARBS	234 CALS	9g FAT	0g FIBER

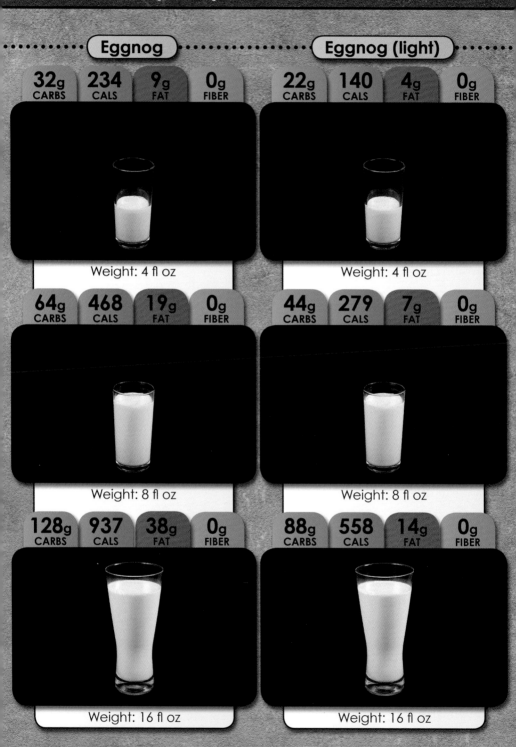

Weight: 4 fl oz

64g CARBS	468 CALS	19g FAT	0g FIBER

Weight: 8 fl oz

128g CARBS	937 CALS	38g FAT	0g FIBER

Weight: 16 fl oz

Eggnog (light)

22g CARBS	140 CALS	4g FAT	0g FIBER

Weight: 4 fl oz

44g CARBS	279 CALS	7g FAT	0g FIBER

Weight: 8 fl oz

88g CARBS	558 CALS	14g FAT	0g FIBER

Weight: 16 fl oz

Iced Tea

12g CARBS	46 CALS	0g FAT	0g FIBER

Weight: 4 fl oz

23g CARBS	92 CALS	0g FAT	0g FIBER

Weight: 8 fl oz

46g CARBS	185 CALS	0g FAT	0g FIBER

Weight: 16 fl oz

Iced Coffee

12g CARBS	65 CALS	1g FAT	0g FIBER

Weight: 4 fl oz

24g CARBS	129 CALS	2g FAT	0g FIBER

Weight: 8 fl oz

48g CARBS	258 CALS	5g FAT	0g FIBER

Weight: 16 fl oz

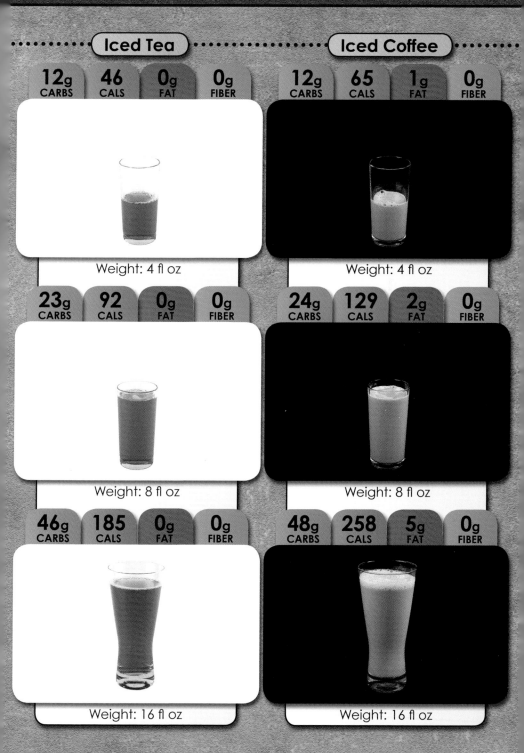

Americano

| 1g CARBS | 8 CALS | 0g FAT | 0g FIBER |

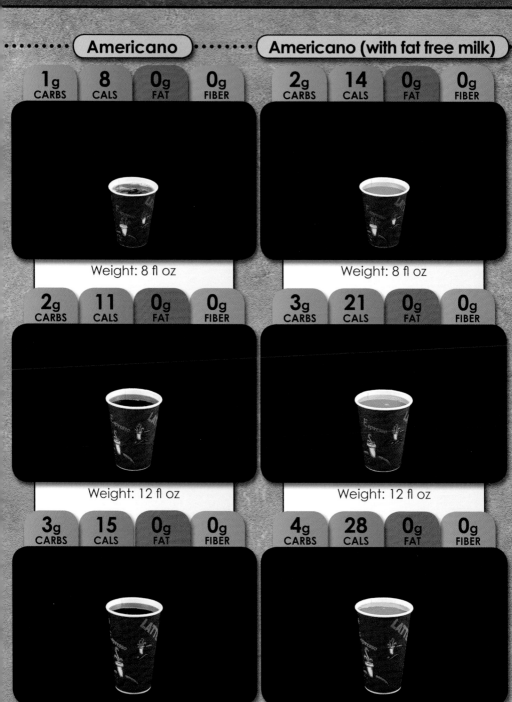

Weight: 8 fl oz

| 2g CARBS | 11 CALS | 0g FAT | 0g FIBER |

Weight: 12 fl oz

| 3g CARBS | 15 CALS | 0g FAT | 0g FIBER |

Weight: 16 fl oz

Americano (with fat free milk)

| 2g CARBS | 14 CALS | 0g FAT | 0g FIBER |

Weight: 8 fl oz

| 3g CARBS | 21 CALS | 0g FAT | 0g FIBER |

Weight: 12 fl oz

| 4g CARBS | 28 CALS | 0g FAT | 0g FIBER |

Weight: 16 fl oz

Cappuccino (whole milk)

6g CARBS	72 CALS	4g FAT	0g FIBER

Weight: 8 fl oz

9g CARBS	109 CALS	6g FAT	0g FIBER

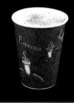

Weight: 12 fl oz

12g CARBS	145 CALS	7g FAT	0g FIBER

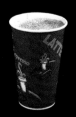

Weight: 16 fl oz

Cappuccino (fat free milk)

6g CARBS	43 CALS	0g FAT	0g FIBER

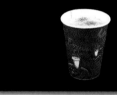

Weight: 8 fl oz

10g CARBS	64 CALS	0g FAT	0g FIBER

Weight: 12 fl oz

13g CARBS	85 CALS	0g FAT	0g FIBER

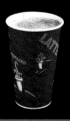

Weight: 16 fl oz

Latte (whole milk)

9g CARBS	118 CALS	6g FAT	0g FIBER

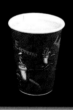

Weight: 8 fl oz

14g CARBS	177 CALS	9g FAT	0g FIBER

Weight: 12 fl oz

18g CARBS	236 CALS	12g FAT	0g FIBER

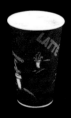

Weight: 16 fl oz

Latte (fat free milk)

10g CARBS	68 CALS	0g FAT	0g FIBER

Weight: 8 fl oz

15g CARBS	103 CALS	0g FAT	0g FIBER

Weight: 12 fl oz

20g CARBS	137 CALS	0g FAT	0g FIBER

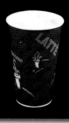

Weight: 16 fl oz

Mocha (whole milk)

| 17g CARBS | 150 CALS | 6g FAT | 0g FIBER |

Weight: 8 fl oz

| 25g CARBS | 226 CALS | 10g FAT | 0g FIBER |

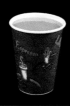

Weight: 12 fl oz

| 34g CARBS | 301 CALS | 13g FAT | 0g FIBER |

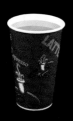

Weight: 16 fl oz

Mocha (fat free milk)

| 18g CARBS | 110 CALS | 1g FAT | 0g FIBER |

Weight: 8 fl oz

| 27g CARBS | 165 CALS | 2g FAT | 0g FIBER |

Weight: 12 fl oz

| 35g CARBS | 221 CALS | 3g FAT | 0g FIBER |

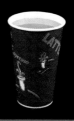

Weight: 16 fl oz

Hot Chocolate

23g CARBS	**166** CALS	**6**g FAT	**1**g FIBER

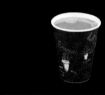

Weight: 8 fl oz

35g CARBS	**248** CALS	**10**g FAT	**1**g FIBER

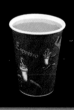

Weight: 12 fl oz

47g CARBS	**331** CALS	**13**g FAT	**2**g FIBER

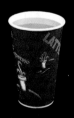

Weight: 16 fl oz

Hot Chocolate (sugar free)

20g CARBS	**116** CALS	**0**g FAT	**0**g FIBER

Weight: 8 fl oz

29g CARBS	**174** CALS	**0**g FAT	**0**g FIBER

Weight: 12 fl oz

39g CARBS	**232** CALS	**0**g FAT	**0**g FIBER

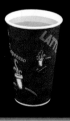

Weight: 16 fl oz

Chai Tea Latte (whole milk)

22g CARBS	**129** CALS	**3**g FAT	**0**g FIBER

Weight: 8 fl oz

33g CARBS	**194** CALS	**5**g FAT	**0**g FIBER

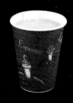

Weight: 12 fl oz

44g CARBS	**259** CALS	**7**g FAT	**0**g FIBER

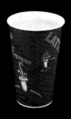

Weight: 16 fl oz

Chai Tea Latte (fat free milk)

22g CARBS	**103** CALS	**0**g FAT	**0**g FIBER

Weight: 8 fl oz

34g CARBS	**155** CALS	**0**g FAT	**0**g FIBER

Weight: 12 fl oz

45g CARBS	**206** CALS	**0**g FAT	**0**g FIBER

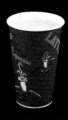

Weight: 16 fl oz

Beer (regular)

13g CARBS	153 CALS	0g FAT	0g FIBER

Weight: 12 fl oz

21g CARBS	254 CALS	0g FAT	0g FIBER

Weight: 20 fl oz

Beer (light)

6g CARBS	103 CALS	0g FAT	0g FIBER

Weight: 12 fl oz

10g CARBS	172 CALS	0g FAT	0g FIBER

Weight: 20 fl oz

Hard Cider

15g CARBS	149 CALS	0g FAT	0g FIBER

Weight: 12 fl oz

25g CARBS	248 CALS	0g FAT	0g FIBER

Weight: 20 fl oz

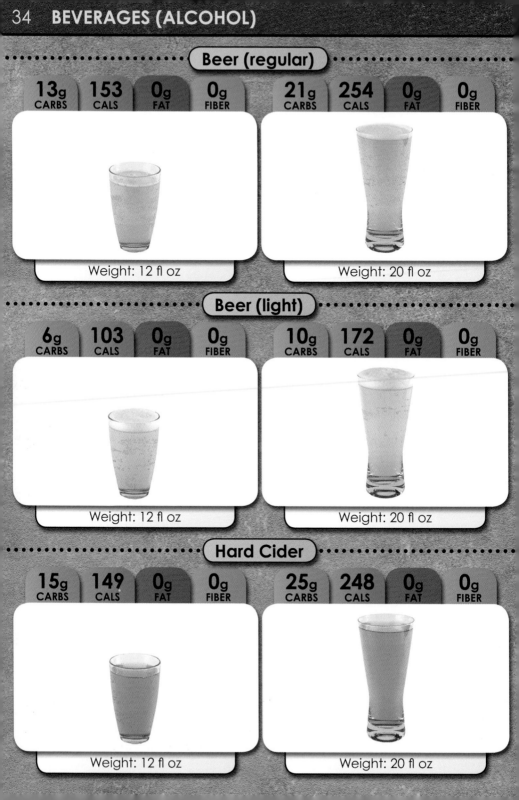

Red Wine

4g CARBS	126 CALS	0g FAT	0g FIBER

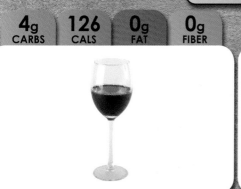

Weight: 5 fl oz

6g CARBS	201 CALS	0g FAT	0g FIBER

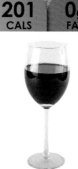

Weight: 8 fl oz

White Wine

4g CARBS	121 CALS	0g FAT	0g FIBER

Weight: 5 fl oz

6g CARBS	194 CALS	0g FAT	0g FIBER

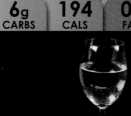

Weight: 8 fl oz

Sweet White Wine

20g CARBS	166 CALS	0g FAT	0g FIBER

Weight: 5 fl oz

32g CARBS	265 CALS	0g FAT	0g FIBER

Weight: 8 fl oz

Champagne

| **2**g CARBS | **90** CALS | **0**g FAT | **0**g FIBER |

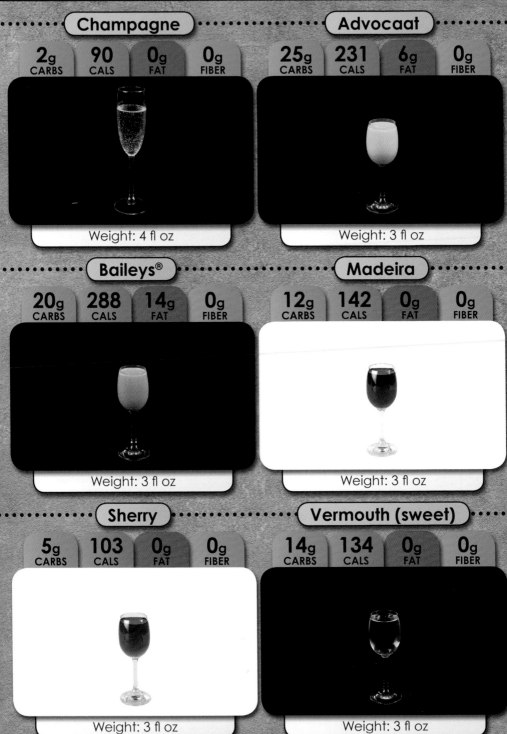

Weight: 4 fl oz

Advocaat

| **25**g CARBS | **231** CALS | **6**g FAT | **0**g FIBER |

Weight: 3 fl oz

Baileys®

| **20**g CARBS | **288** CALS | **14**g FAT | **0**g FIBER |

Weight: 3 fl oz

Madeira

| **12**g CARBS | **142** CALS | **0**g FAT | **0**g FIBER |

Weight: 3 fl oz

Sherry

| **5**g CARBS | **103** CALS | **0**g FAT | **0**g FIBER |

Weight: 3 fl oz

Vermouth (sweet)

| **14**g CARBS | **134** CALS | **0**g FAT | **0**g FIBER |

Weight: 3 fl oz

Gin

0g CARBS	117 CALS	0g FAT	0g FIBER

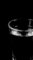

	CARBS	CALS	FAT	FIBER
2x	0g	233	0g	0g
3x	0g	350	0g	0g
4x	0g	467	0g	0g
Weight: 1½ fl oz				

Rum

0g CARBS	102 CALS	0g FAT	0g FIBER

	CARBS	CALS	FAT	FIBER
2x	0g	205	0g	0g
3x	0g	308	0g	0g
4x	0g	410	0g	0g
Weight: 1½ fl oz				

Vodka

0g CARBS	102 CALS	0g FAT	0g FIBER

	CARBS	CALS	FAT	FIBER
2x	0g	205	0g	0g
3x	0g	308	0g	0g
4x	0g	410	0g	0g
Weight: 1½ fl oz				

Whisky

0g CARBS	111 CALS	0g FAT	0g FIBER

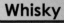

	CARBS	CALS	FAT	FIBER
2x	0g	222	0g	0g
3x	0g	333	0g	0g
4x	0g	444	0g	0g
Weight: 1½ fl oz				

White Bread

| 7g CARBS | 38 CALS | 0g FAT | 0g FIBER |

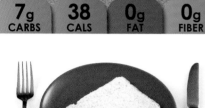

Weight: ½ oz

| 14g CARBS | 75 CALS | 1g FAT | 1g FIBER |

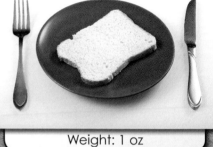

Weight: 1 oz

| 21g CARBS | 113 CALS | 1g FAT | 1g FIBER |

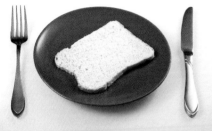

Weight: 1½ oz

| 28g CARBS | 150 CALS | 2g FAT | 2g FIBER |

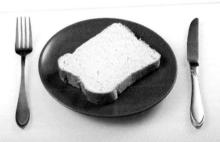

Weight: 2 oz

| 35g CARBS | 188 CALS | 2g FAT | 2g FIBER |

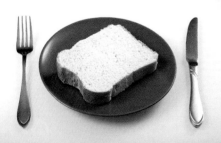

Weight: 2½ oz

| 42g CARBS | 225 CALS | 3g FAT | 2g FIBER |

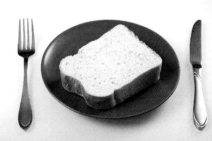

Weight: 3 oz

Whole Wheat Bread

6g CARBS	35 CALS	0g FAT	1g FIBER

Weight: ½ oz

12g CARBS	70 CALS	1g FAT	2g FIBER

Weight: 1 oz

18g CARBS	105 CALS	1g FAT	3g FIBER

Weight: 1½ oz

23g CARBS	140 CALS	2g FAT	4g FIBER

Weight: 2 oz

29g CARBS	175 CALS	2g FAT	5g FIBER

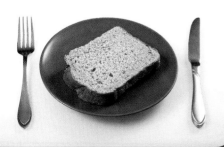

Weight: 2½ oz

35g CARBS	210 CALS	3g FAT	6g FIBER

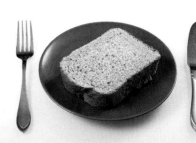

Weight: 3 oz

Whole Grain Bread

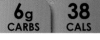

6g CARBS	**38** CALS	**1**g FAT	**1**g FIBER

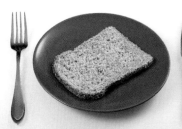

Weight: ½ oz

12g CARBS	**75** CALS	**1**g FAT	**2**g FIBER

Weight: 1 oz

18g CARBS	**113** CALS	**2**g FAT	**3**g FIBER

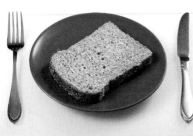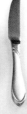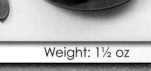

Weight: 1½ oz

25g CARBS	**150** CALS	**2**g FAT	**4**g FIBER

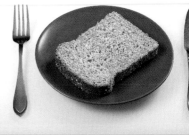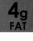

Weight: 2 oz

31g CARBS	**188** CALS	**3**g FAT	**5**g FIBER

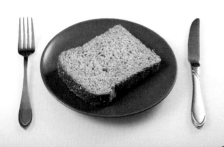

Weight: 2½ oz

37g CARBS	**225** CALS	**4**g FAT	**6**g FIBER

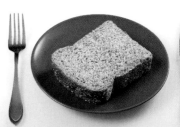

Weight: 3 oz

Banana Bread

| 31g CARBS | 185 CALS | 6g FAT | 1g FIBER |

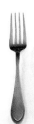 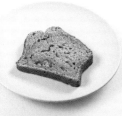 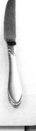

Weight: 2 oz

| 62g CARBS | 370 CALS | 12g FAT | 1g FIBER |

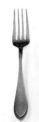 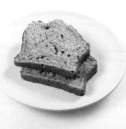 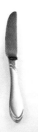

Weight: 4 oz

| 93g CARBS | 555 CALS | 18g FAT | 2g FIBER |

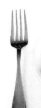 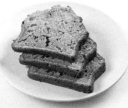 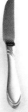

Weight: 6 oz

Corn Bread

| 55g CARBS | 356 CALS | 11g FAT | 3g FIBER |

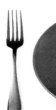 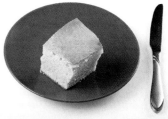

Weight: 4 oz

| 109g CARBS | 712 CALS | 23g FAT | 5g FIBER |

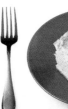 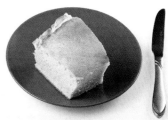

Weight: 8 oz

| 164g CARBS | 1068 CALS | 34g FAT | 8g FIBER |

 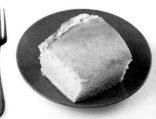 

Weight: 12 oz

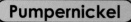 **Pumpernickel**   **Raisin Bread**

13g CARBS	71 CALS	1g FAT	2g FIBER

15g CARBS	78 CALS	1g FAT	1g FIBER

 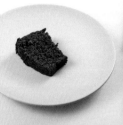 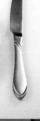

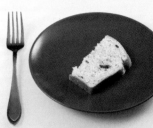 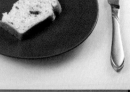

Weight: 1 oz Weight: 1 oz

34g CARBS	177 CALS	2g FAT	5g FIBER

30g CARBS	155 CALS	2g FAT	2g FIBER

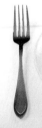 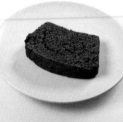 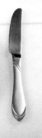

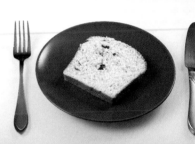

Weight: 2½ oz Weight: 2 oz

67g CARBS	354 CALS	4g FAT	9g FIBER

59g CARBS	311 CALS	5g FAT	5g FIBER

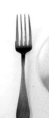 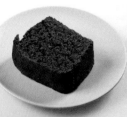 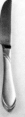

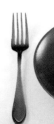 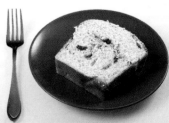

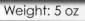 Weight: 5 oz  Weight: 4 oz

Rye Bread   Sourdough

| 14g CARBS | 73 CALS | 1g FAT | 2g FIBER | | 24g CARBS | 123 CALS | 1g FAT | 1g FIBER |

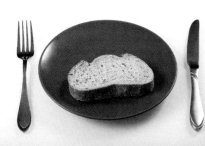 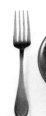

Weight: 1 oz   Weight: 1½ oz

| 27g CARBS | 146 CALS | 2g FAT | 3g FIBER | | 40g CARBS | 205 CALS | 1g FAT | 2g FIBER |

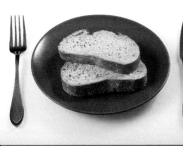 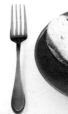

Weight: 2 oz   Weight: 2½ oz

| 55g CARBS | 293 CALS | 4g FAT | 7g FIBER | | 80g CARBS | 410 CALS | 3g FAT | 3g FIBER |

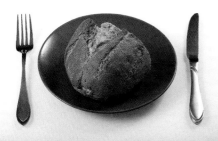 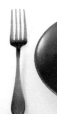 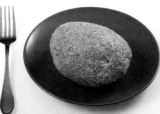 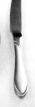

Weight: 4 oz   Weight: 5 oz

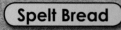

Spelt Bread

| 25g CARBS | 123 CALS | 1g FAT | 0g FIBER |

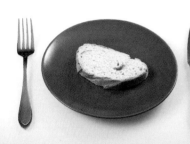

Weight: 1½ oz

| 49g CARBS | 246 CALS | 2g FAT | 1g FIBER |

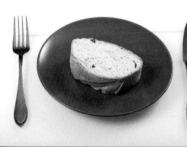

Weight: 3 oz

| 74g CARBS | 369 CALS | 3g FAT | 1g FIBER |

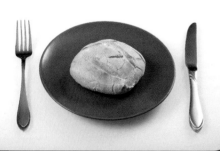

Weight: 4½ oz

Baguette

| 16g CARBS | 82 CALS | 1g FAT | 1g FIBER |

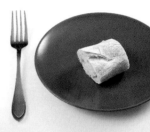

Weight: 1 oz

| 48g CARBS | 246 CALS | 2g FAT | 2g FIBER |

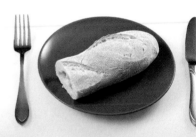

Weight: 3 oz

| 96g CARBS | 492 CALS | 3g FAT | 4g FIBER |

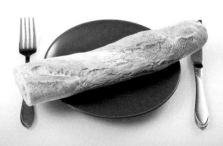

Weight: 6 oz

Breadsticks

27g CARBS	**178** CALS	**5**g FAT	**1**g FIBER

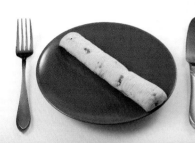

Weight: 1¾ oz (olive)

35g CARBS	**193** CALS	**4**g FAT	**1**g FIBER

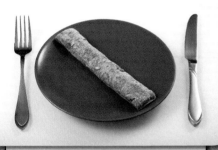

Weight: 1¾ oz (fruit)

43g CARBS	**246** CALS	**7**g FAT	**2**g FIBER

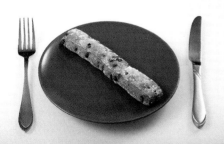

Weight: 2 oz (chocolate)

Croutons

10g CARBS	**58** CALS	**1**g FAT	**1**g FIBER

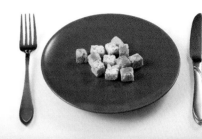

Weight: ½ oz

21g CARBS	**115** CALS	**2**g FAT	**1**g FIBER

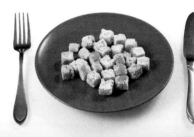

Weight: 1 oz

42g CARBS	**231** CALS	**4**g FAT	**3**g FIBER

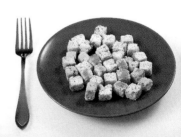

Weight: 2 oz   **1 cup**

Bagel (plain)

57g CARBS	292 CALS	2g FAT	2g FIBER

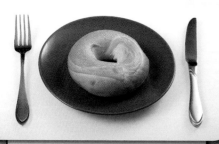

Weight: 3¾ oz

Cinnamon Raisin Bagel

47g CARBS	232 CALS	1g FAT	2g FIBER

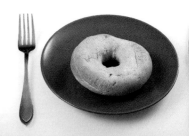

Weight: 3 oz

Croissant

13g CARBS	115 CALS	6g FAT	1g FIBER

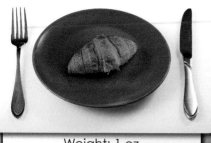

Weight: 1 oz

23g CARBS	201 CALS	10g FAT	1g FIBER

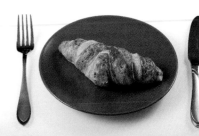

Weight: 1¾ oz

Pain au Chocolat

13g CARBS	126 CALS	7g FAT	1g FIBER

Weight: 1 oz

27g CARBS	266 CALS	14g FAT	2g FIBER

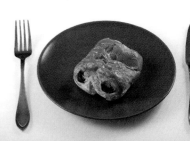

Weight: 2¼ oz

Ciabatta

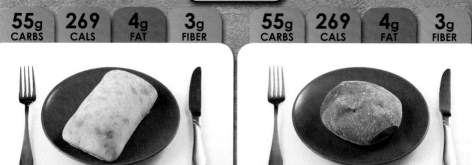

55g CARBS	269 CALS	4g FAT	3g FIBER

Weight: 3½ oz

55g CARBS	269 CALS	4g FAT	3g FIBER

Weight: 3½ oz

Focaccia

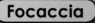

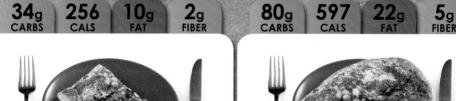

34g CARBS	256 CALS	10g FAT	2g FIBER

Weight: 3 oz

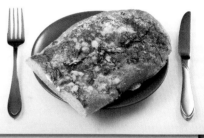

80g CARBS	597 CALS	22g FAT	5g FIBER

Weight: 7 oz

Garlic Bread

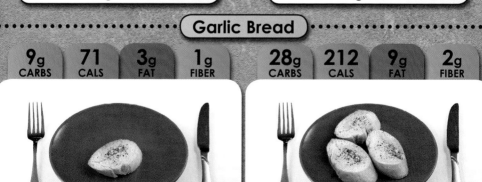

9g CARBS	71 CALS	3g FAT	1g FIBER

Weight: ¾ oz

28g CARBS	212 CALS	9g FAT	2g FIBER

Weight: 2¼ oz

Hamburger Roll

32g CARBS	178 CALS	3g FAT	1g FIBER

42g CARBS	237 CALS	4g FAT	2g FIBER

Weight: 2¼ oz

Weight: 3 oz

Hot Dog Roll

25g CARBS	138 CALS	2g FAT	1g FIBER

42g CARBS	237 CALS	4g FAT	2g FIBER

Weight: 1¾ oz

Weight: 3 oz

Pita Bread

20g CARBS	97 CALS	0g FAT	1g FIBER

39g CARBS	195 CALS	1g FAT	2g FIBER

Weight: 1¼ oz

Weight: 2½ oz

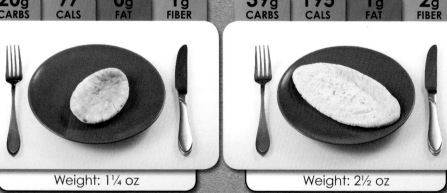

Crispbread

6g CARBS	26 CALS	0g FAT	1g FIBER

Weight: ¼ oz

12g CARBS	52 CALS	0g FAT	2g FIBER

Weight: ½ oz

French Toast

7g CARBS	65 CALS	3g FAT	1g FIBER

Weight: 1 oz

14g CARBS	130 CALS	6g FAT	1g FIBER

Weight: 2 oz

Popovers

20g CARBS	129 CALS	3g FAT	2g FIBER

Weight: 2¼ oz

40g CARBS	259 CALS	6g FAT	3g FIBER

Weight: 4½ oz

Lavash Bread

32g CARBS	156 CALS	1g FAT	1g FIBER

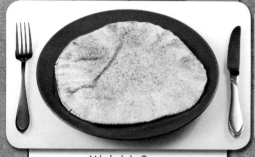

Weight: 2 oz

63g CARBS	312 CALS	1g FAT	2g FIBER

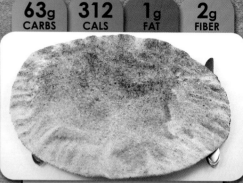

Weight: 4 oz

Naan Bread

30g CARBS	162 CALS	4g FAT	2g FIBER

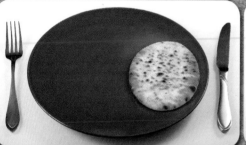

Weight: 2 oz

75g CARBS	404 CALS	10g FAT	4g FIBER

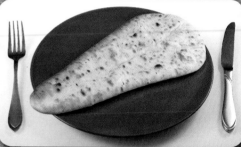

Weight: 5 oz

Poppadum

5g CARBS	71 CALS	5g FAT	1g FIBER

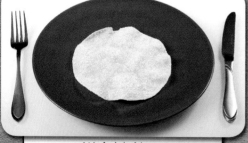

Weight: ½ oz

10g CARBS	142 CALS	11g FAT	2g FIBER

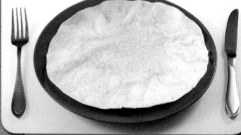

Weight: 1 oz

English Muffin

33g CARBS	**167** CALS	**1**g FAT	**2**g FIBER

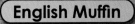

Weight: 2½ oz

Taco Shell

9g CARBS	**66** CALS	**3**g FAT	**1**g FIBER

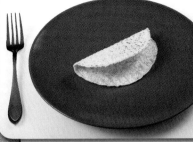

Weight: ½ oz

Tortilla (corn)

22g CARBS	**108** CALS	**1**g FAT	**3**g FIBER

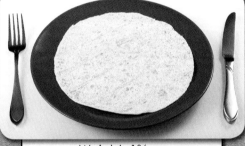

Weight: 1¾ oz

Tortilla (flour)

29g CARBS	**177** CALS	**4**g FAT	**2**g FIBER

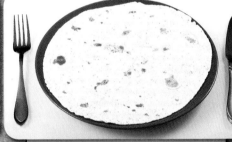

Weight: 2 oz

Chapati

26g CARBS	**169** CALS	**6**g FAT	**3**g FIBER

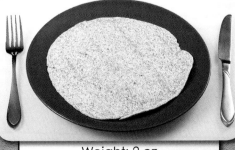

Weight: 2 oz

Roti

18g CARBS	**127** CALS	**4**g FAT	**1**g FIBER

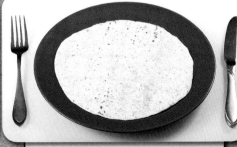

Weight: 1½ oz

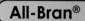

All-Bran®

| 21g CARBS | 73 CALS | 1g FAT | 9g FIBER |

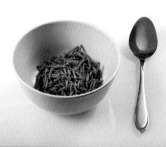

Weight: 1 oz

| 42g CARBS | 146 CALS | 2g FAT | 18g FIBER |

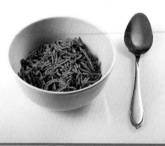

Weight: 2 oz **1 cup**

| 63g CARBS | 219 CALS | 3g FAT | 27g FIBER |

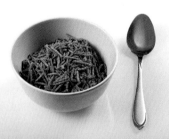

Weight: 3 oz

Bran Flakes

| 23g CARBS | 91 CALS | 1g FAT | 5g FIBER |

Weight: 1 oz

| 46g CARBS | 181 CALS | 1g FAT | 10g FIBER |

Weight: 2 oz **1 cup**

| 68g CARBS | 272 CALS | 2g FAT | 15g FIBER |

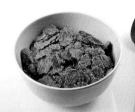

Weight: 3 oz

Cinnamon Toast Crunch®

11g CARBS	61 CALS	1g FAT	0g FIBER

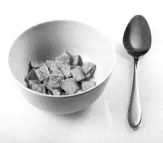

Weight: ½ oz

23g CARBS	123 CALS	3g FAT	1g FIBER

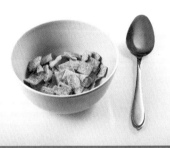

Weight: 1 oz   **¾ cup**

46g CARBS	245 CALS	5g FAT	2g FIBER

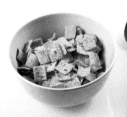

Weight: 2 oz

Cheerios®

10g CARBS	50 CALS	1g FAT	2g FIBER

Weight: ½ oz

20g CARBS	100 CALS	2g FAT	3g FIBER

Weight: 1 oz   **1 cup**

40g CARBS	201 CALS	4g FAT	6g FIBER

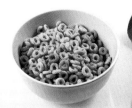

Weight: 2 oz

Cream of Rice®　　Cream of Wheat®

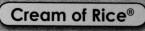

13g CARBS	59 CALS	0g FAT	0g FIBER

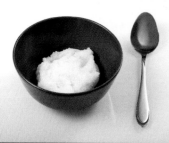

Weight: 4 oz

15g CARBS	70 CALS	0g FAT	0g FIBER

Weight: 4 oz

26g CARBS	118 CALS	0g FAT	0g FIBER

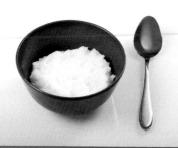

Weight: 8 oz　**1 cup**

30g CARBS	140 CALS	1g FAT	1g FIBER

Weight: 8 oz　**1 cup**

39g CARBS	177 CALS	0g FAT	0g FIBER

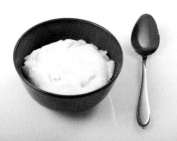

Weight: 12 oz

45g CARBS	210 CALS	1g FAT	1g FIBER

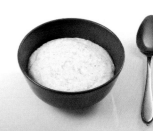

Weight: 12 oz

Crepes

5g CARBS **54** CALS **3g** FAT **0g** FIBER

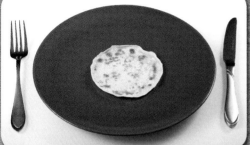

11g CARBS **108** CALS **7g** FAT **0g** FIBER

	CARBS	CALS	FAT	FIBER
2x	11g	108	7g	0g
3x	16g	163	10g	1g
4x	21g	217	13g	1g

Weight: ¾ oz

	CARBS	CALS	FAT	FIBER
2x	21g	217	13g	1g
3x	32g	325	20g	2g
4x	42g	434	26g	2g

Weight: 1½ oz

16g CARBS **163** CALS **10g** FAT **1g** FIBER

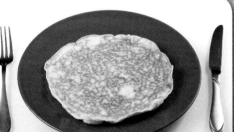

21g CARBS **217** CALS **13g** FAT **1g** FIBER

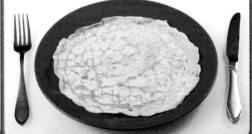

	CARBS	CALS	FAT	FIBER
2x	32g	325	20g	1g
3x	48g	488	30g	2g
4x	64g	651	40g	3g

Weight: 2¼ oz

	CARBS	CALS	FAT	FIBER
2x	43g	434	26g	2g
3x	64g	651	40g	3g
4x	85g	868	53g	4g

Weight: 3 oz

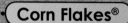

Corn Flakes®

12g	50	0g	1g
CARBS	CALS	FAT	FIBER

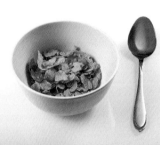

Weight: ½ oz

24g	100	0g	1g
CARBS	CALS	FAT	FIBER

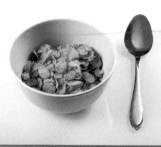

Weight: 1 oz   **1 cup**

49g	201	0g	2g
CARBS	CALS	FAT	FIBER

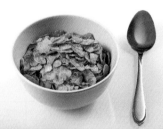

Weight: 2 oz

Frosted Flakes®

13g	52	0g	0g
CARBS	CALS	FAT	FIBER

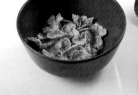

Weight: ½ oz

26g	104	0g	0g
CARBS	CALS	FAT	FIBER

Weight: 1 oz   **¾ cup**

51g	208	0g	0g
CARBS	CALS	FAT	FIBER

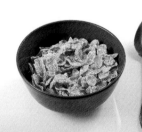

Weight: 2 oz

Froot Loops®

12g CARBS	**55** CALS	**0g** FAT	**1g** FIBER

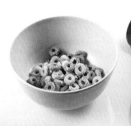

Weight: ½ oz

25g CARBS	**110** CALS	**1g** FAT	**3g** FIBER

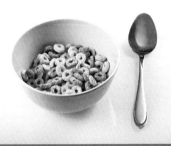

Weight: 1 oz   **1 cup**

49g CARBS	**219** CALS	**2g** FAT	**6g** FIBER

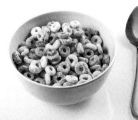

Weight: 2 oz

Golden Grahams®

12g CARBS	**57** CALS	**0g** FAT	**0g** FIBER

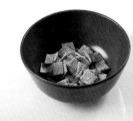

Weight: ½ oz

25g CARBS	**113** CALS	**1g** FAT	**1g** FIBER

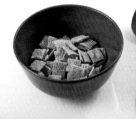

Weight: 1 oz   **¾ cup**

49g CARBS	**227** CALS	**2g** FAT	**2g** FIBER

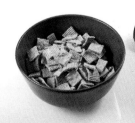

Weight: 2 oz

Granola

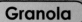

20g CARBS	127 CALS	4g FAT	2g FIBER

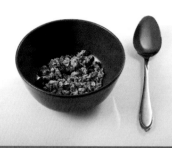

Weight: 1 oz

40g CARBS	254 CALS	8g FAT	4g FIBER

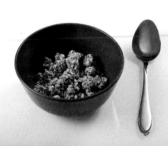

Weight: 2 oz

80g CARBS	508 CALS	17g FAT	7g FIBER

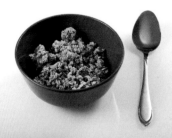

Weight: 4 oz   **1 cup**

Grape Nuts®

24g CARBS	100 CALS	0g FAT	3g FIBER

Weight: 1 oz

48g CARBS	200 CALS	1g FAT	7g FIBER

Weight: 2 oz

95g CARBS	399 CALS	2g FAT	14g FIBER

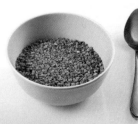

Weight: 4 oz   **1 cup**

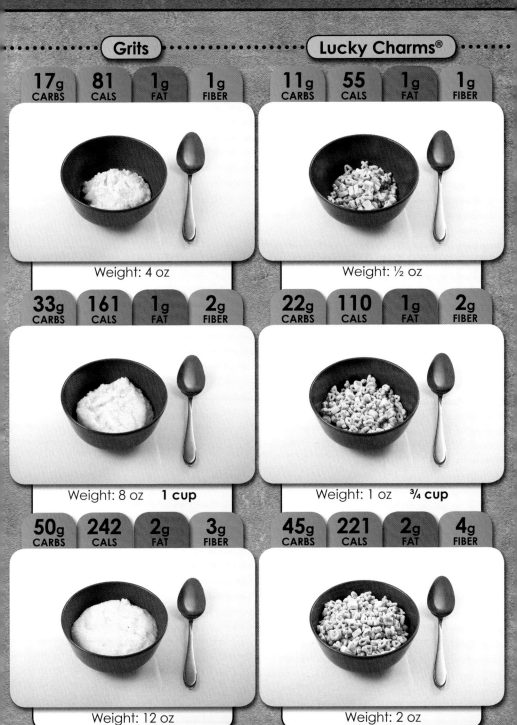

Grits

17g CARBS	81 CALS	1g FAT	1g FIBER

Weight: 4 oz

33g CARBS	161 CALS	1g FAT	2g FIBER

Weight: 8 oz   **1 cup**

50g CARBS	242 CALS	2g FAT	3g FIBER

Weight: 12 oz

Lucky Charms®

11g CARBS	55 CALS	1g FAT	1g FIBER

Weight: ½ oz

22g CARBS	110 CALS	1g FAT	2g FIBER

Weight: 1 oz   **¾ cup**

45g CARBS	221 CALS	2g FAT	4g FIBER

Weight: 2 oz

Milk (fat free)

6g CARBS	40 CALS	0g FAT	0g FIBER

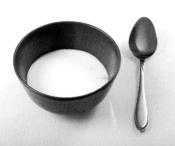

	CARBS	CALS	FAT	FIBER
2x	12g	80	0g	0g
3x	18g	121	0g	0g
4x	24g	161	0g	0g

4 fl oz   ½ **cup**

Milk (1%)

6g CARBS	50 CALS	1g FAT	0g FIBER

	CARBS	CALS	FAT	FIBER
2x	12g	99	2g	0g
3x	18g	149	3g	0g
4x	24g	199	4g	0g

4 fl oz   ½ **cup**

Milk (2%)

6g CARBS	60 CALS	2g FAT	0g FIBER

	CARBS	CALS	FAT	FIBER
2x	11g	118	5g	0g
3x	17g	177	7g	0g
4x	23g	236	9g	0g

4 fl oz   ½ **cup**

Milk (whole)

6g CARBS	72 CALS	4g FAT	0g FIBER

	CARBS	CALS	FAT	FIBER
2x	11g	144	8g	0g
3x	17g	217	12g	0g
4x	23g	289	16g	0g

4 fl oz   ½ **cup**

Muesli

| 22g CARBS | 96 CALS | 1g FAT | 2g FIBER |

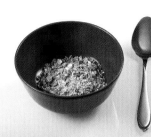

Weight: 1 oz

| 66g CARBS | 289 CALS | 4g FAT | 6g FIBER |

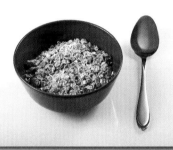

Weight: 3 oz   **1 cup**

| 132g CARBS | 578 CALS | 8g FAT | 12g FIBER |

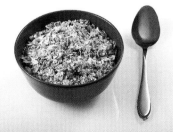

Weight: 6 oz

Oatmeal (made with water)

| 13g CARBS | 77 CALS | 2g FAT | 2g FIBER |

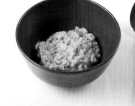

Weight: 4 oz

| 26g CARBS | 154 CALS | 3g FAT | 4g FIBER |

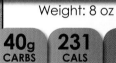

Weight: 8 oz   **1 cup**

| 40g CARBS | 231 CALS | 5g FAT | 6g FIBER |

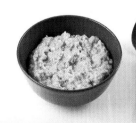

Weight: 12 oz

Pancakes

| 10g CARBS | 55 CALS | 1g FAT | 0g FIBER |

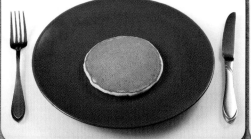

	CARBS	CALS	FAT	FIBER
2x	21g	110	1g	1g
3x	31g	165	2g	1g
4x	42g	220	3g	2g
Weight: 1 oz				

| 21g CARBS | 110 CALS | 1g FAT | 1g FIBER |

	CARBS	CALS	FAT	FIBER
2x	42g	220	3g	1g
3x	62g	330	4g	2g
4x	83g	440	6g	3g
Weight: 2 oz				

| 31g CARBS | 165 CALS | 2g FAT | 1g FIBER |

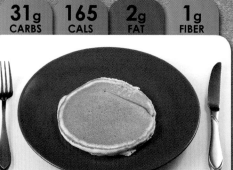

	CARBS	CALS	FAT	FIBER
2x	62g	330	4g	2g
3x	94g	495	6g	3g
4x	125g	660	8g	4g
Weight: 3 oz				

| 42g CARBS | 220 CALS | 3g FAT | 1g FIBER |

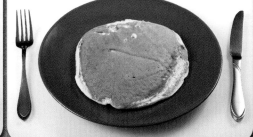

	CARBS	CALS	FAT	FIBER
2x	83g	440	6g	3g
3x	125g	660	8g	5g
4x	166g	880	11g	6g
Weight: 4 oz				

Pancakes (with syrup)

15g CARBS	**73** CALS	**1g** FAT	**0g** FIBER

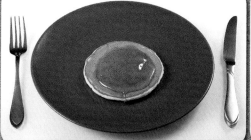

	CARBS	CALS	FAT	FIBER
2x	30g	146	1g	1g
3x	45g	220	2g	1g
4x	60g	293	3g	2g

1 oz pancake, ½ tbsp syrup

30g CARBS	**146** CALS	**1g** FAT	**1g** FIBER

	CARBS	CALS	FAT	FIBER
2x	60g	293	3g	1g
3x	90g	440	4g	2g
4x	120g	586	6g	3g

2 oz pancake, 1 tbsp syrup

45g CARBS	**220** CALS	**2g** FAT	**1g** FIBER

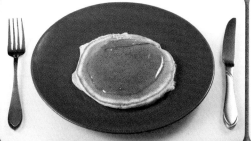

	CARBS	CALS	FAT	FIBER
2x	90g	439	4g	2g
3x	136g	659	7g	3g
4x	181g	879	9g	4g

3 oz pancake, 1½ tbsp syrup

60g CARBS	**293** CALS	**3g** FAT	**1g** FIBER

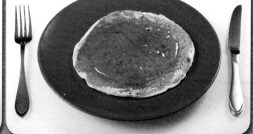

	CARBS	CALS	FAT	FIBER
2x	121g	586	6g	3g
3x	181g	879	9g	5g
4x	241g	1172	12g	6g

4 oz pancake, 2 tbsp syrup

Pop Tart® (frosted)

38g	200	5g	1g
CARBS	CALS	FAT	FIBER

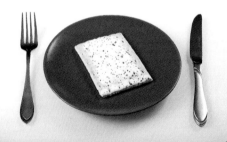

	CARBS	CALS	FAT	FIBER
2x	76g	400	10g	1g
3x	114g	600	15g	2g
4x	152g	800	20g	3g
Weight: 1¾ oz

Pop Tart® (unfrosted)

37g	200	5g	1g
CARBS	CALS	FAT	FIBER

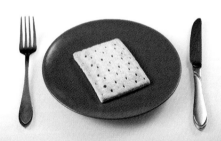

	CARBS	CALS	FAT	FIBER
2x	74g	400	10g	1g
3x	111g	600	15g	2g
4x	148g	800	20g	3g
Weight: 1¾ oz

Cereal Bar

28g	197	7g	1g
CARBS	CALS	FAT	FIBER

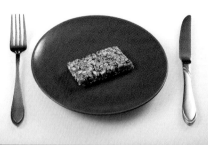

	CARBS	CALS	FAT	FIBER
2x	57g	395	15g	3g
3x	85g	592	23g	4g
4x	114g	789	30g	5g
Weight: 1½ oz

Shredded Wheat

17g	72	0g	3g
CARBS	CALS	FAT	FIBER

	CARBS	CALS	FAT	FIBER
2x	33g	143	1g	5g
3x	50g	215	2g	8g
4x	68g	287	2g	10g
Weight: ¾ oz

Puffed Rice

25g CARBS	114 CALS	0g FAT	0g FIBER

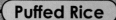

Weight: 1 oz   **1 cup**

51g CARBS	228 CALS	0g FAT	1g FIBER

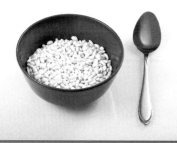

Weight: 2 oz

102g CARBS	456 CALS	1g FAT	2g FIBER

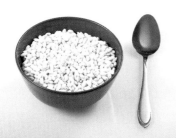

Weight: 4 oz

Puffed Wheat

11g CARBS	52 CALS	0g FAT	1g FIBER

Weight: ½ oz   **1 cup**

23g CARBS	103 CALS	0g FAT	1g FIBER

Weight: 1 oz

34g CARBS	155 CALS	1g FAT	2g FIBER

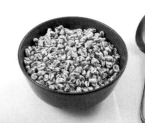

Weight: 1½ oz

Raisin Bran®

23g CARBS	95 CALS	0g FAT	3g FIBER

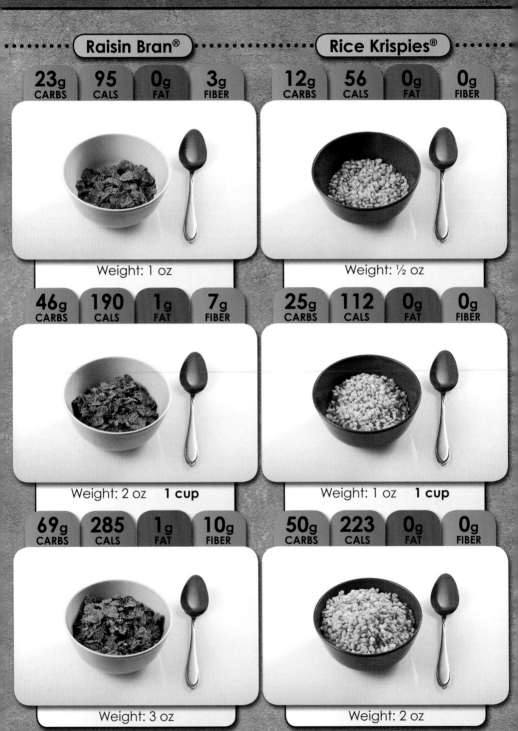

Weight: 1 oz

46g CARBS	190 CALS	1g FAT	7g FIBER

Weight: 2 oz   **1 cup**

69g CARBS	285 CALS	1g FAT	10g FIBER

Weight: 3 oz

Rice Krispies®

12g CARBS	56 CALS	0g FAT	0g FIBER

Weight: ½ oz

25g CARBS	112 CALS	0g FAT	0g FIBER

Weight: 1 oz   **1 cup**

50g CARBS	223 CALS	0g FAT	0g FIBER

Weight: 2 oz

Waffles

28g CARBS	177 CALS	5g FAT	1g FIBER

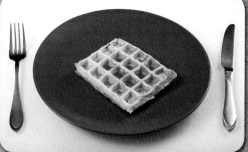

Weight: 2 oz

28g CARBS	177 CALS	5g FAT	1g FIBER

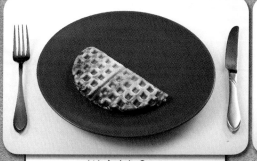

Weight: 2 oz

56g CARBS	354 CALS	11g FAT	3g FIBER

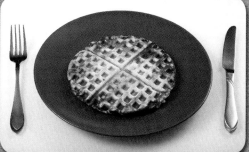

Weight: 4 oz

Wheat Flakes

22g CARBS	90 CALS	1g FAT	5g FIBER

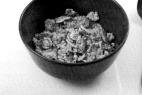

Weight: 1 oz   **1 cup**

45g CARBS	180 CALS	1g FAT	10g FIBER

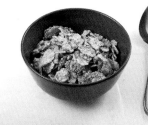

Weight: 2 oz

67g CARBS	270 CALS	2g FAT	15g FIBER

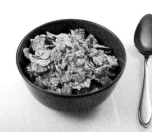

Weight: 3 oz

Angel Food Cake

16g CARBS	73 CALS	0g FAT	0g FIBER

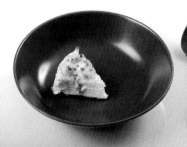

Weight: 1 oz

49g CARBS	219 CALS	1g FAT	1g FIBER

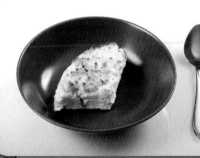

Weight: 3 oz

74g CARBS	329 CALS	1g FAT	2g FIBER

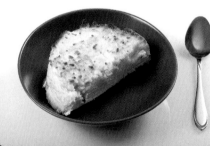

Weight: 4½ oz

Black Forest Cake

22g CARBS	167 CALS	9g FAT	1g FIBER

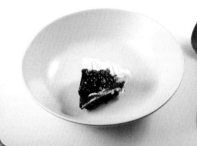

Weight: 2 oz

66g CARBS	502 CALS	27g FAT	3g FIBER

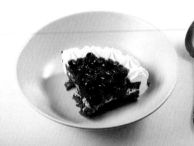

Weight: 6 oz

132g CARBS	1004 CALS	53g FAT	5g FIBER

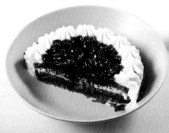

Weight: 12 oz

Bundt Cake

42g CARBS	313 CALS	15g FAT	0g FIBER

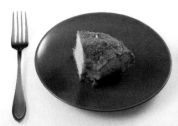
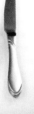

Weight: 3 oz

84g CARBS	626 CALS	30g FAT	0g FIBER

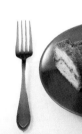

Weight: 6 oz

125g CARBS	939 CALS	45g FAT	0g FIBER

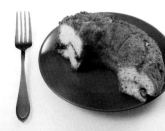
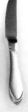

Weight: 9 oz

Carrot Cake

40g CARBS	291 CALS	13g FAT	2g FIBER

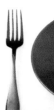
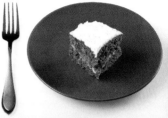

Weight: 3 oz

80g CARBS	582 CALS	27g FAT	3g FIBER

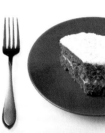

Weight: 6 oz

119g CARBS	873 CALS	40g FAT	5g FIBER

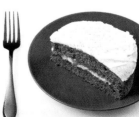
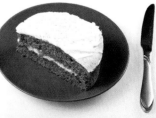

Weight: 9 oz

Coconut Cake

54g CARBS	**303** CALS	**9**g FAT	**1**g FIBER

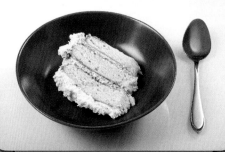

Weight: 3 oz

125g CARBS	**706** CALS	**20**g FAT	**2**g FIBER

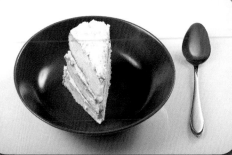

Weight: 7 oz

197g CARBS	**1110** CALS	**32**g FAT	**3**g FIBER

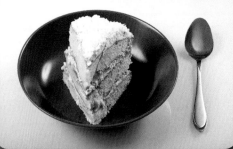

Weight: 11 oz

Devil's Food Cake

46g CARBS	**312** CALS	**14**g FAT	**2**g FIBER

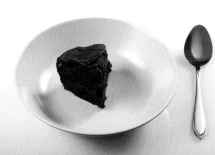

Weight: 3 oz

108g CARBS	**728** CALS	**33**g FAT	**6**g FIBER

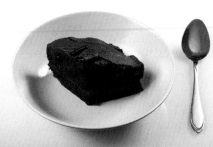

Weight: 7 oz

170g CARBS	**1144** CALS	**51**g FAT	**9**g FIBER

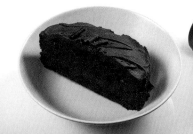

Weight: 11 oz

Funnel Cake

| **42**g CARBS | **303** CALS | **14**g FAT | **1**g FIBER |

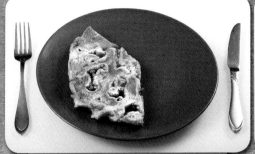

Weight: 3 oz

| **63**g CARBS | **454** CALS | **20**g FAT | **1**g FIBER |

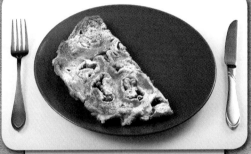

Weight: 4½ oz

| **125**g CARBS | **908** CALS | **41**g FAT | **3**g FIBER |

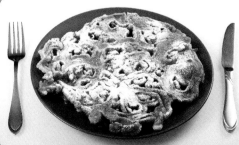

Weight: 9 oz

German Chocolate Cake

| **42**g CARBS | **310** CALS | **16**g FAT | **1**g FIBER |

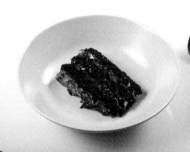

Weight: 3 oz

| **155**g CARBS | **1135** CALS | **58**g FAT | **4**g FIBER |

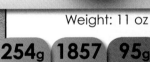

Weight: 11 oz

| **254**g CARBS | **1857** CALS | **95**g FAT | **7**g FIBER |

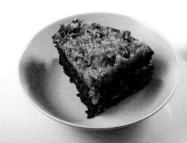

Weight: 18 oz

Marble Loaf Cake

34g CARBS	**246** CALS	**12**g FAT	**1**g FIBER

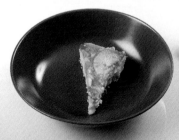

Weight: 2½ oz

67g CARBS	**492** CALS	**24**g FAT	**3**g FIBER

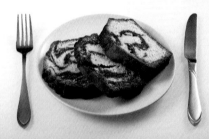

Weight: 5 oz

101g CARBS	**738** CALS	**36**g FAT	**4**g FIBER

Weight: 7½ oz

Pineapple Upside Down Cake

43g CARBS	**271** CALS	**10**g FAT	**1**g FIBER

Weight: 3 oz

86g CARBS	**543** CALS	**21**g FAT	**1**g FIBER

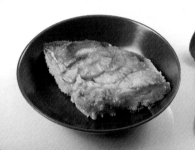

Weight: 6 oz

172g CARBS	**1085** CALS	**41**g FAT	**3**g FIBER

Weight: 12 oz

Pound Cake

21g CARBS	165 CALS	8g FAT	0g FIBER

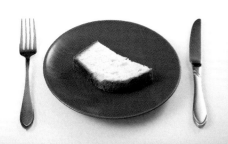

Weight: 1½ oz

42g CARBS	330 CALS	17g FAT	0g FIBER

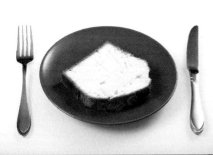

Weight: 3 oz

83g CARBS	660 CALS	34g FAT	1g FIBER

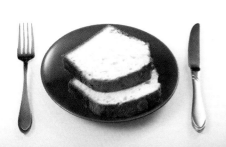

Weight: 6 oz

Red Velvet Cake

60g CARBS	528 CALS	26g FAT	1g FIBER

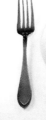

Weight: 4 oz

119g CARBS	1057 CALS	52g FAT	2g FIBER

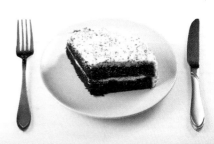

Weight: 8 oz

179g CARBS	1585 CALS	78g FAT	3g FIBER

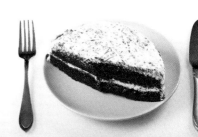

Weight: 12 oz

Cinnamon Roll

40g CARBS	257 CALS	9g FAT	1g FIBER

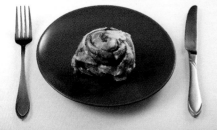

Weight: 2½ oz

123g CARBS	795 CALS	29g FAT	2g FIBER

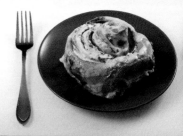

Weight: 7¾ oz

Chocolate Muffin

15g CARBS	109 CALS	5g FAT	1g FIBER

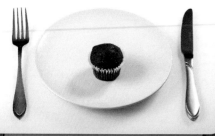

Weight: 1 oz

54g CARBS	382 CALS	18g FAT	2g FIBER

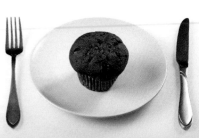

Weight: 3½ oz

Blueberry Muffin

14g CARBS	111 CALS	5g FAT	0g FIBER

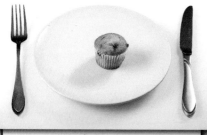

Weight: 1 oz

49g CARBS	390 CALS	19g FAT	2g FIBER

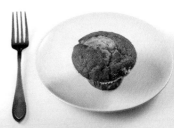

Weight: 3½ oz

Apple Danish

41g CARBS	316 CALS	16g FAT	2g FIBER

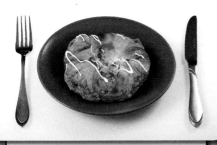

Weight: 3 oz

Cinnamon Swirl

35g CARBS	314 CALS	18g FAT	1g FIBER

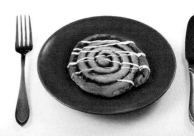

Weight: 2¾ oz

Pain au Raisin

46g CARBS	346 CALS	17g FAT	4g FIBER

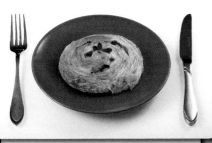

Weight: 3¼ oz

Donut Hole

11g CARBS	85 CALS	4g FAT	0g FIBER

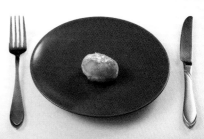

Weight: ¾ oz

Chocolate Ring Donut

25g CARBS	224 CALS	13g FAT	1g FIBER

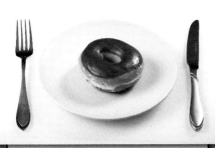

Weight: 1¾ oz

Cream Filled Donut

19g CARBS	230 CALS	16g FAT	1g FIBER

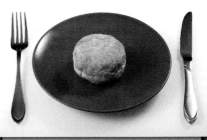

Weight: 2¼ oz

Custard Filled Donut

| 28g CARBS | 228 CALS | 12g FAT | 1g FIBER |

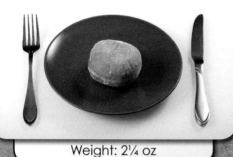

Weight: 2¼ oz

Glazed Ring Donut

| 25g CARBS | 211 CALS | 11g FAT | 1g FIBER |

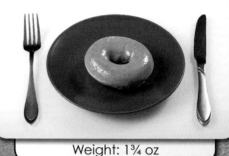

Weight: 1¾ oz

Jelly Donut

| 28g CARBS | 241 CALS | 13g FAT | 1g FIBER |

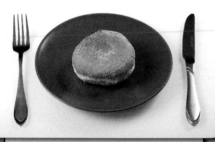

Weight: 2½ oz

Mini Donut

| 7g CARBS | 57 CALS | 3g FAT | 0g FIBER |

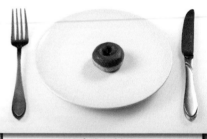

Weight: ½ oz

Sprinkle Ring Donut

| 33g CARBS | 234 CALS | 11g FAT | 1g FIBER |

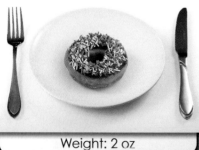

Weight: 2 oz

Sugar Ring Donut

| 32g CARBS | 272 CALS | 15g FAT | 1g FIBER |

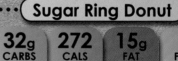

Weight: 2¼ oz

Churros

11g CARBS	**91** CALS	**5g** FAT	**0g** FIBER

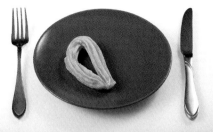

Weight: ¾ oz

22g CARBS	**181** CALS	**10g** FAT	**1g** FIBER

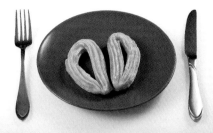

Weight: 1½ oz

Kringle

57g CARBS	**522** CALS	**29g** FAT	**2g** FIBER

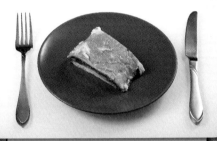

Weight: 4 oz

170g CARBS	**1565** CALS	**88g** FAT	**7g** FIBER

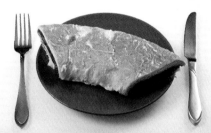

Weight: 12 oz

Swiss Roll

23g CARBS	**148** CALS	**7g** FAT	**0g** FIBER

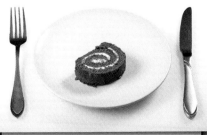

Weight: 1¼ oz

45g CARBS	**296** CALS	**13g** FAT	**1g** FIBER

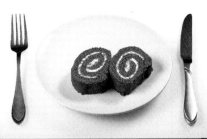

Weight: 2½ oz

Baklava

10g CARBS	**84** CALS	**4**g FAT	**0**g FIBER

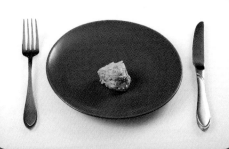

	CARBS	CALS	FAT	FIBER
2x	20g	167	9g	1g
3x	29g	251	14g	1g
4x	39g	334	18g	1g
Weight: ¾ oz				

16g CARBS	**139** CALS	**7**g FAT	**1**g FIBER

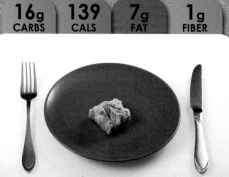

	CARBS	CALS	FAT	FIBER
2x	33g	279	15g	1g
3x	49g	418	22g	2g
4x	65g	557	30g	2g
Weight: 1¼ oz				

16g CARBS	**139** CALS	**7**g FAT	**1**g FIBER

	CARBS	CALS	FAT	FIBER
2x	33g	279	15g	1g
3x	49g	418	22g	2g
4x	65g	557	30g	2g
Weight: 1¼ oz				

16g CARBS	**139** CALS	**7**g FAT	**1**g FIBER

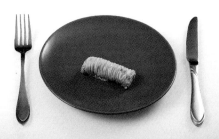

	CARBS	CALS	FAT	FIBER
2x	33g	279	15g	1g
3x	49g	418	22g	2g
4x	65g	557	30g	2g
Weight: 1¼ oz				

Chocolate Eclair

7g CARBS	74 CALS	4g FAT	0g FIBER

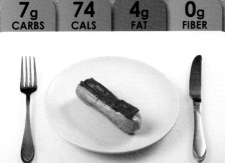

Weight: 1 oz

14g CARBS	149 CALS	9g FAT	0g FIBER

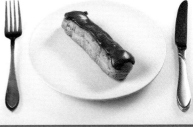

Weight: 2 oz

Cup Cake

38g CARBS	173 CALS	2g FAT	2g FIBER

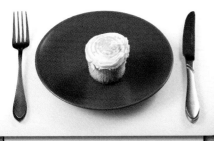

Weight: 2 oz

Rice Krispie Treat®

23g CARBS	117 CALS	3g FAT	0g FIBER

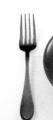

Weight: 1 oz

Snowball

13g CARBS	85 CALS	3g FAT	1g FIBER

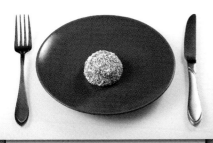

Weight: ¾ oz

Twinkie®

27g CARBS	159 CALS	5g FAT	0g FIBER

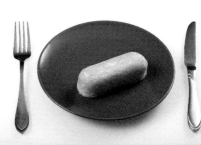

Weight: 1½ oz

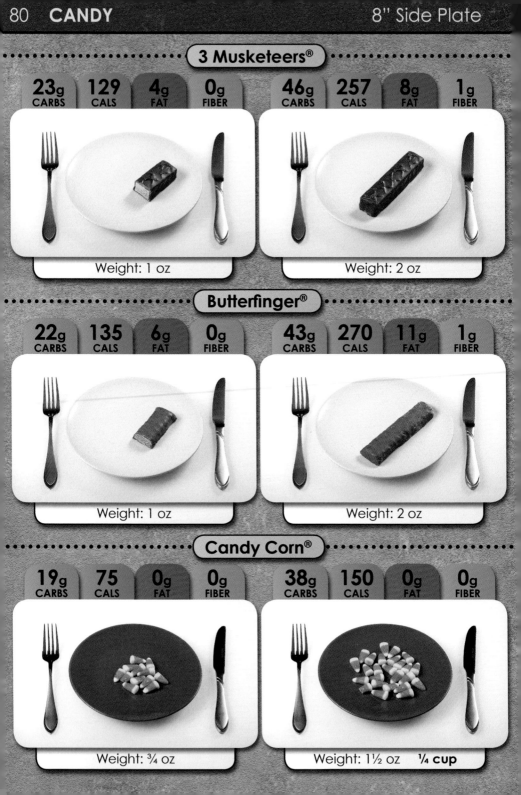

3 Musketeers®

23g CARBS	129 CALS	4g FAT	0g FIBER

Weight: 1 oz

46g CARBS	257 CALS	8g FAT	1g FIBER

Weight: 2 oz

Butterfinger®

22g CARBS	135 CALS	6g FAT	0g FIBER

Weight: 1 oz

43g CARBS	270 CALS	11g FAT	1g FIBER

Weight: 2 oz

Candy Corn®

19g CARBS	75 CALS	0g FAT	0g FIBER

Weight: ¾ oz

38g CARBS	150 CALS	0g FAT	0g FIBER

Weight: 1½ oz   ¼ cup

Fruit Roll-ups®

12g CARBS	52 CALS	1g FAT	0g FIBER

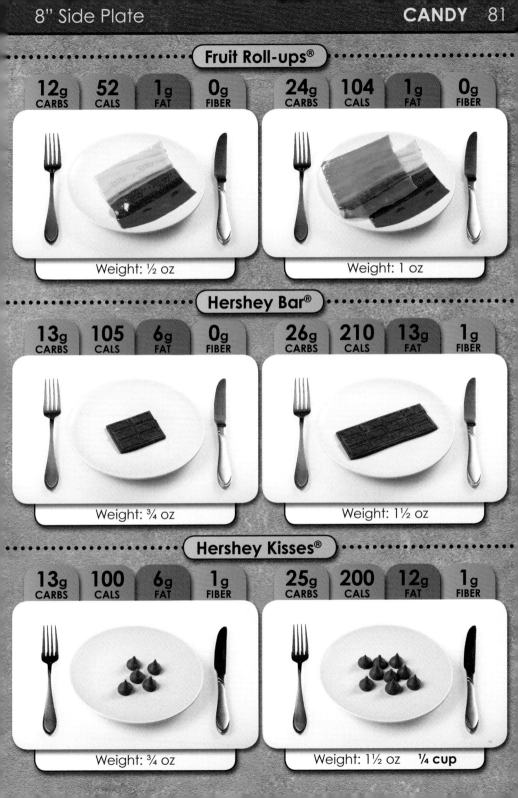

Weight: ½ oz

24g CARBS	104 CALS	1g FAT	0g FIBER

Weight: 1 oz

Hershey Bar®

13g CARBS	105 CALS	6g FAT	0g FIBER

Weight: ¾ oz

26g CARBS	210 CALS	13g FAT	1g FIBER

Weight: 1½ oz

Hershey Kisses®

13g CARBS	100 CALS	6g FAT	1g FIBER

Weight: ¾ oz

25g CARBS	200 CALS	12g FAT	1g FIBER

Weight: 1½ oz   ¼ **cup**

Jolly Ranchers®

17g CARBS	70 CALS	0g FAT	0g FIBER

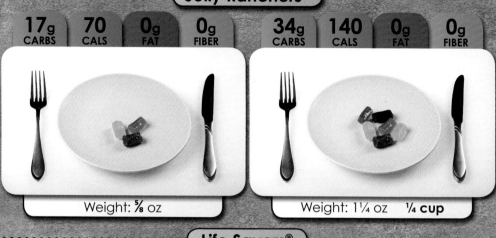

Weight: ⅝ oz

34g CARBS	140 CALS	0g FAT	0g FIBER

Weight: 1¼ oz　**¼ cup**

Life Savers®

10g CARBS	43 CALS	0g FAT	0g FIBER

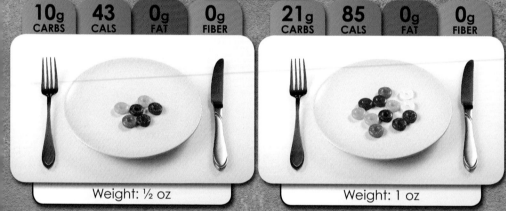

Weight: ½ oz

21g CARBS	85 CALS	0g FAT	0g FIBER

Weight: 1 oz

Nerds®

14g CARBS	60 CALS	0g FAT	0g FIBER

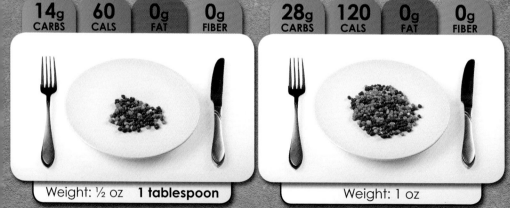

Weight: ½ oz　**1 tablespoon**

28g CARBS	120 CALS	0g FAT	0g FIBER

Weight: 1 oz

M&M's®

15g CARBS	107 CALS	4g FAT	0g FIBER

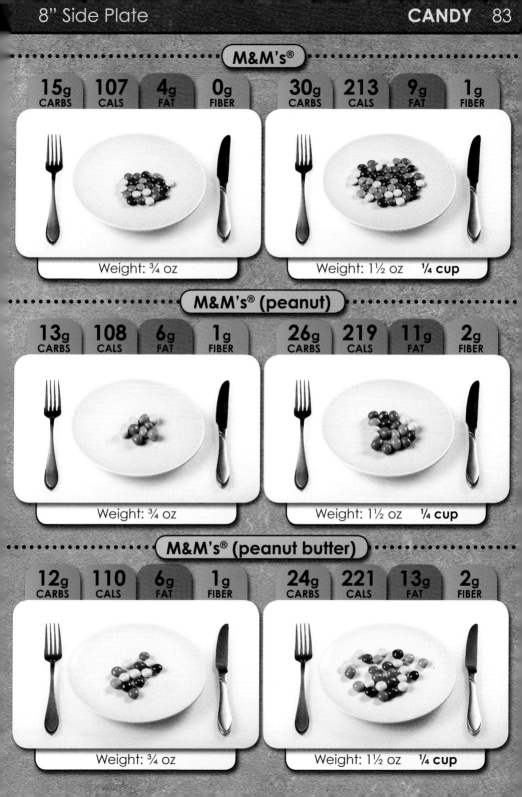

Weight: ¾ oz

30g CARBS	213 CALS	9g FAT	1g FIBER

Weight: 1½ oz   **¼ cup**

M&M's® (peanut)

13g CARBS	108 CALS	6g FAT	1g FIBER

Weight: ¾ oz

26g CARBS	219 CALS	11g FAT	2g FIBER

Weight: 1½ oz   **¼ cup**

M&M's® (peanut butter)

12g CARBS	110 CALS	6g FAT	1g FIBER

Weight: ¾ oz

24g CARBS	221 CALS	13g FAT	2g FIBER

Weight: 1½ oz   **¼ cup**

Peanut Butter Cups

8g CARBS	73 CALS	4g FAT	1g FIBER

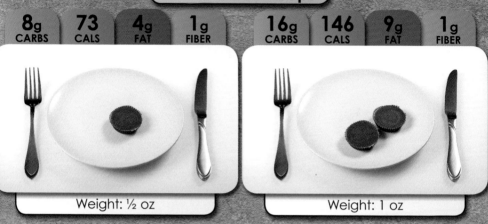

Weight: ½ oz

16g CARBS	146 CALS	9g FAT	1g FIBER

Weight: 1 oz

Peppermint Pattie

29g CARBS	136 CALS	3g FAT	1g FIBER

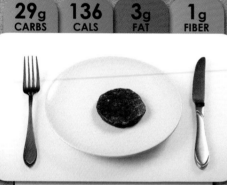

Weight: 1¼ oz

Snickers®

35g CARBS	280 CALS	14g FAT	1g FIBER

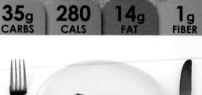
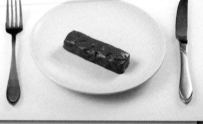

Weight: 2 oz

Reece's Pieces®

13g CARBS	106 CALS	5g FAT	1g FIBER

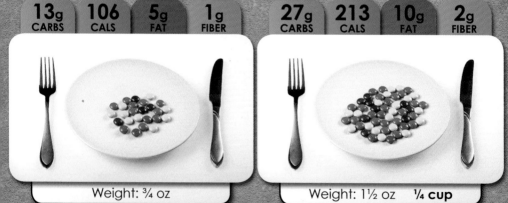

Weight: ¾ oz

27g CARBS	213 CALS	10g FAT	2g FIBER

Weight: 1½ oz   ¼ cup

Skittles®

26g CARBS	**115** CALS	**1g** FAT	**0g** FIBER

Weight: 1 oz

56g CARBS	**250** CALS	**3g** FAT	**0g** FIBER

Weight: 2⅛ oz   **¼ cup**

Sour Patch Kids®

26g CARBS	**105** CALS	**0g** FAT	**0g** FIBER

Weight: 1 oz

52g CARBS	**210** CALS	**0g** FAT	**0g** FIBER

Weight: 2 oz   **⅓ cup**

Starlight Mints

14g CARBS	**57** CALS	**0g** FAT	**0g** FIBER

Weight: ½ oz

28g CARBS	**113** CALS	**0g** FAT	**0g** FIBER

Weight: 1 oz

Swedish Fish®

19g CARBS	75 CALS	0g FAT	0g FIBER

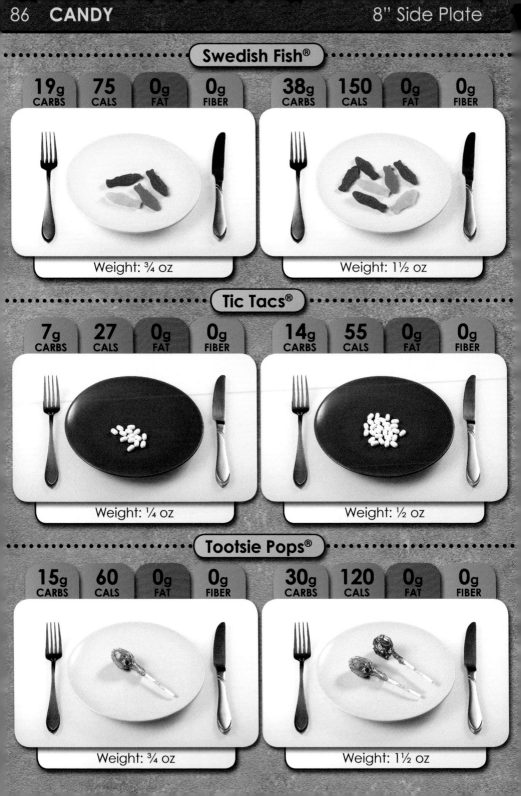

Weight: ¾ oz

38g CARBS	150 CALS	0g FAT	0g FIBER

Weight: 1½ oz

Tic Tacs®

7g CARBS	27 CALS	0g FAT	0g FIBER

Weight: ¼ oz

14g CARBS	55 CALS	0g FAT	0g FIBER

Weight: ½ oz

Tootsie Pops®

15g CARBS	60 CALS	0g FAT	0g FIBER

Weight: ¾ oz

30g CARBS	120 CALS	0g FAT	0g FIBER

Weight: 1½ oz

Tootsie Rolls®

7g CARBS	35 CALS	1g FAT	0g FIBER

46g CARBS	220 CALS	5g FAT	0g FIBER

Weight: ⅓ oz

Weight: 2¼ oz

Twizzlers®

11g CARBS	48 CALS	0g FAT	0g FIBER

28g CARBS	120 CALS	1g FAT	0g FIBER

Weight: ½ oz

Weight: 1¼ oz

Whoppers®

21g CARBS	127 CALS	5g FAT	0g FIBER

37g CARBS	220 CALS	9g FAT	1g FIBER

Weight: 1 oz

Weight: 1¾ oz   ½ cup

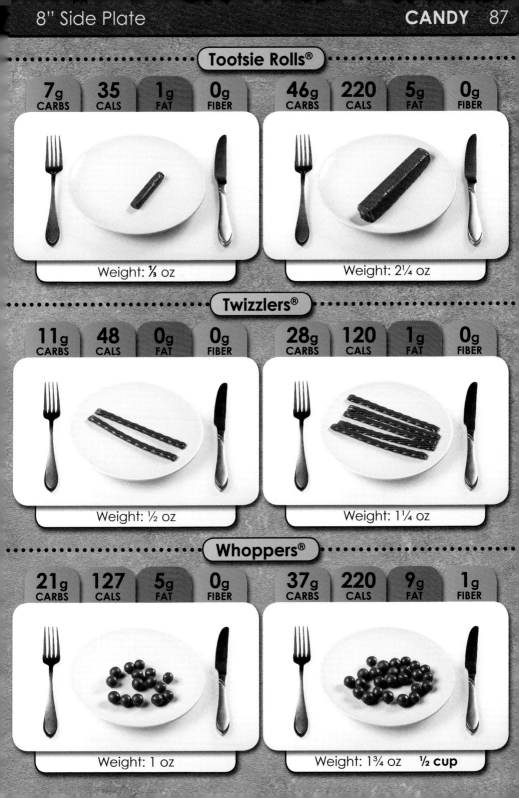

Chocolate Chip Cookie

9g CARBS	**67** CALS	**3**g FAT	**0**g FIBER

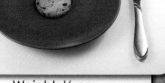

Weight: ½ oz

45g CARBS	**336** CALS	**17**g FAT	**2**g FIBER

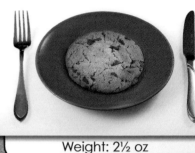

Weight: 2½ oz

Oatmeal Raisin Cookie

19g CARBS	**123** CALS	**5**g FAT	**2**g FIBER

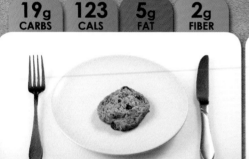

Weight: 1 oz

68g CARBS	**432** CALS	**16**g FAT	**6**g FIBER

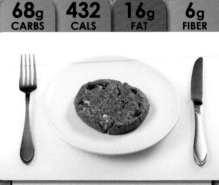

Weight: 3½ oz

Peanut Butter Cookie

42g CARBS	**338** CALS	**17**g FAT	**1**g FIBER

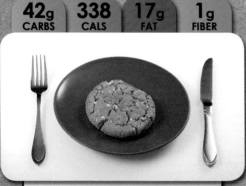

Weight: 2½ oz

58g CARBS	**473** CALS	**23**g FAT	**2**g FIBER

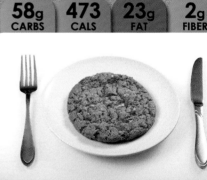

Weight: 3½ oz

Shortbread Cookie

| 9g CARBS | 71 CALS | 3g FAT | 0g FIBER | | 18g CARBS | 142 CALS | 7g FAT | 1g FIBER |

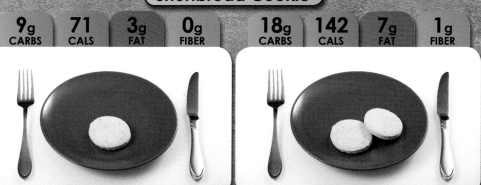

Weight: ½ oz   Weight: 1 oz

Sugar Cookie

| 14g CARBS | 102 CALS | 4g FAT | 0g FIBER | | 29g CARBS | 203 CALS | 9g FAT | 0g FIBER |

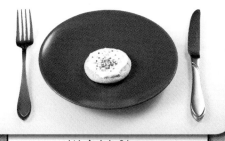
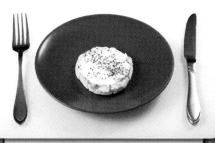

Weight: ¾ oz   Weight: 1½ oz

Oreo®

| 10g CARBS | 67 CALS | 3g FAT | 0g FIBER |

Biscotti

| 17g CARBS | 123 CALS | 5g FAT | 1g FIBER |

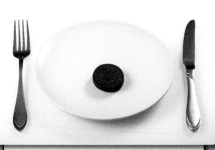
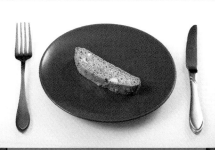

Weight: ½ oz   Weight: 1 oz

Ginger Snap

| 11g CARBS | 59 CALS | 1g FAT | 0g FIBER |

Weight: ½ oz

Gingerbread Man

| 47g CARBS | 283 CALS | 9g FAT | 0g FIBER |

Weight: 2 oz

Breadstick

| 5g CARBS | 29 CALS | 1g FAT | 0g FIBER |

Weight: ¼ oz

Melba Toast

| 5g CARBS | 28 CALS | 0g FAT | 0g FIBER |

Weight: ¼ oz

Rice Cake

| 6g CARBS | 28 CALS | 0g FAT | 0g FIBER |

Weight: ¼ oz

Ritz Crackers®

| 10g CARBS | 80 CALS | 5g FAT | 0g FIBER |

Weight: ½ oz

Animal Crackers

11g CARBS	63 CALS	2g FAT	0g FIBER

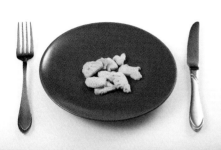

Weight: ½ oz

32g CARBS	190 CALS	6g FAT	0g FIBER

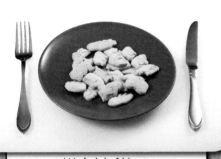

Weight: 1½ oz

53g CARBS	316 CALS	10g FAT	1g FIBER

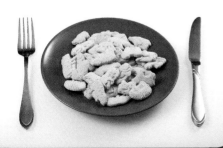

Weight: 2½ oz **1 cup**

Goldfish® Crackers

10g CARBS	75 CALS	3g FAT	0g FIBER

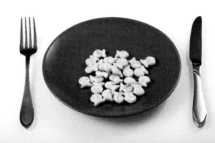

Weight: ½ oz

20g CARBS	150 CALS	6g FAT	1g FIBER

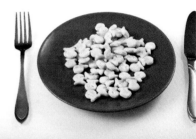

Weight: 1 oz

30g CARBS	225 CALS	9g FAT	1g FIBER

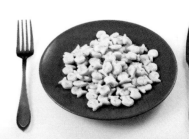

Weight: 1½ oz **1 cup**

Graham Crackers

5g CARBS	30 CALS	1g FAT	0g FIBER

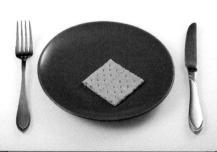

Weight: ¼ oz

11g CARBS	60 CALS	1g FAT	0g FIBER

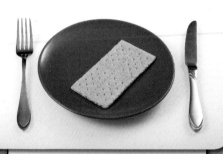

Weight: ½ oz

22g CARBS	120 CALS	3g FAT	1g FIBER

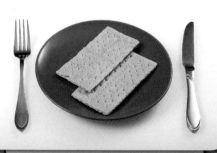

Weight: 1 oz

Saltine Crackers®

6g CARBS	35 CALS	1g FAT	0g FIBER

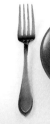

Weight: ¼ oz

13g CARBS	70 CALS	2g FAT	0g FIBER

Weight: ½ oz

26g CARBS	140 CALS	3g FAT	0g FIBER

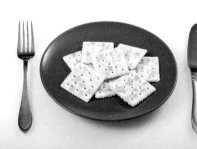

Weight: 1 oz

Teddy Grahams®

12g CARBS	65 CALS	2g FAT	0g FIBER

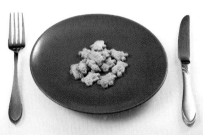

Weight: ½ oz

23g CARBS	130 CALS	4g FAT	1g FIBER

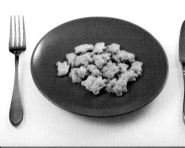

Weight: 1 oz

58g CARBS	325 CALS	10g FAT	2g FIBER

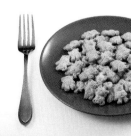

Weight: 2½ oz   **1 cup**

Triscuits®

10g CARBS	60 CALS	2g FAT	2g FIBER

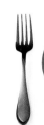

Weight: ½ oz

19g CARBS	120 CALS	5g FAT	3g FIBER

Weight: 1 oz

38g CARBS	240 CALS	9g FAT	6g FIBER

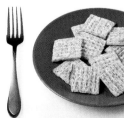

Weight: 2 oz

Wheat Thins®

10g CARBS	64 CALS	2g FAT	1g FIBER

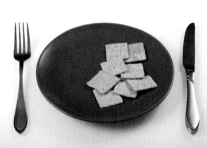

Weight: ½ oz

20g CARBS	128 CALS	5g FAT	2g FIBER

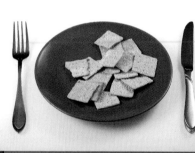

Weight: 1 oz

40g CARBS	256 CALS	9g FAT	4g FIBER

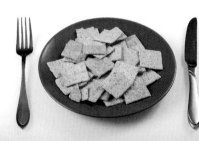

Weight: 2 oz

Cheez-its®

9g CARBS	70 CALS	3g FAT	0g FIBER

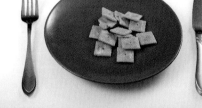

Weight: ½ oz

17g CARBS	140 CALS	7g FAT	0g FIBER

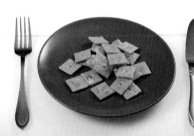

Weight: 1 oz

34g CARBS	280 CALS	14g FAT	0g FIBER

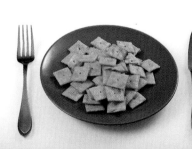

Weight: 2 oz

Chips .... Tortilla Chips

14g CARBS	154 CALS	10g FAT	1g FIBER

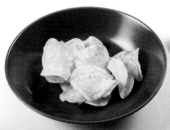
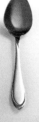

19g CARBS	139 CALS	6g FAT	1g FIBER

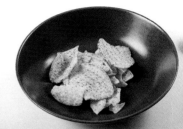

Weight: 1 oz   Weight: 1 oz

43g CARBS	461 CALS	31g FAT	4g FIBER

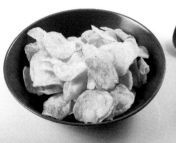
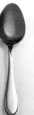
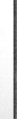

57g CARBS	418 CALS	18g FAT	4g FIBER

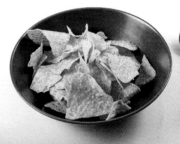

Weight: 3 oz   Weight: 3 oz

72g CARBS	768 CALS	52g FAT	6g FIBER

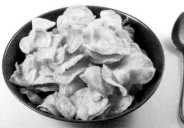

95g CARBS	697 CALS	31g FAT	7g FIBER

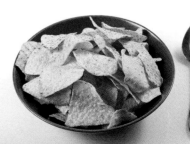

Weight: 5 oz   Weight: 5 oz

Chex Party Mix®

10g CARBS	60 CALS	2g FAT	0g FIBER

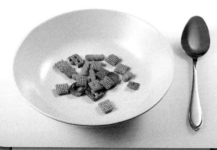

Weight: ½ oz

20g CARBS	120 CALS	4g FAT	1g FIBER

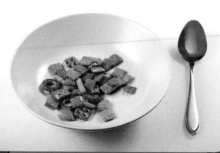

Weight: 1 oz   ½ cup

40g CARBS	240 CALS	8g FAT	2g FIBER

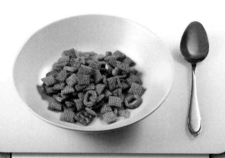

Weight: 2 oz

Fruit & Nut Trail Mix

6g CARBS	65 CALS	4g FAT	1g FIBER

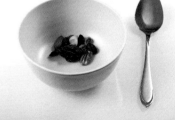

Weight: ½ oz

19g CARBS	196 CALS	13g FAT	2g FIBER

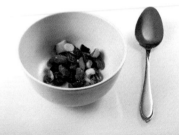

Weight: 1½ oz

32g CARBS	327 CALS	21g FAT	3g FIBER

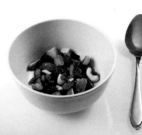

Weight: 2½ oz   ½ cup

Cashew Nuts

| **5g** CARBS | **81** CALS | **7g** FAT | **0g** FIBER |

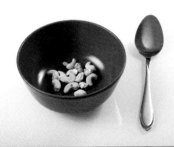

Weight: ½ oz

| **14g** CARBS | **244** CALS | **20g** FAT | **1g** FIBER |

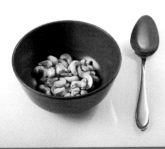

Weight: 1½ oz

| **23g** CARBS | **407** CALS | **33g** FAT | **2g** FIBER |

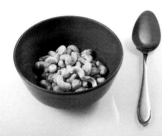

Weight: 2½ oz   **½ cup**

Peanuts

| **3g** CARBS | **83** CALS | **7g** FAT | **1g** FIBER |

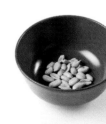

Weight: ½ oz

| **9g** CARBS | **249** CALS | **21g** FAT | **3g** FIBER |

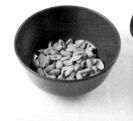

Weight: 1½ oz

| **15g** CARBS | **415** CALS | **35g** FAT | **6g** FIBER |

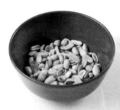

Weight: 2½ oz   **½ cup**

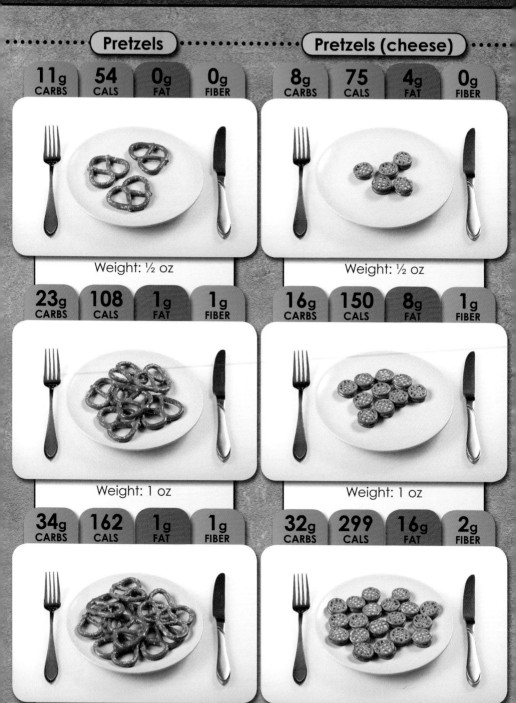

Pretzels

| 11g CARBS | 54 CALS | 0g FAT | 0g FIBER |

Weight: ½ oz

| 23g CARBS | 108 CALS | 1g FAT | 1g FIBER |

Weight: 1 oz

| 34g CARBS | 162 CALS | 1g FAT | 1g FIBER |

Weight: 1½ oz

Pretzels (cheese)

| 8g CARBS | 75 CALS | 4g FAT | 0g FIBER |

Weight: ½ oz

| 16g CARBS | 150 CALS | 8g FAT | 1g FIBER |

Weight: 1 oz

| 32g CARBS | 299 CALS | 16g FAT | 2g FIBER |

Weight: 2 oz

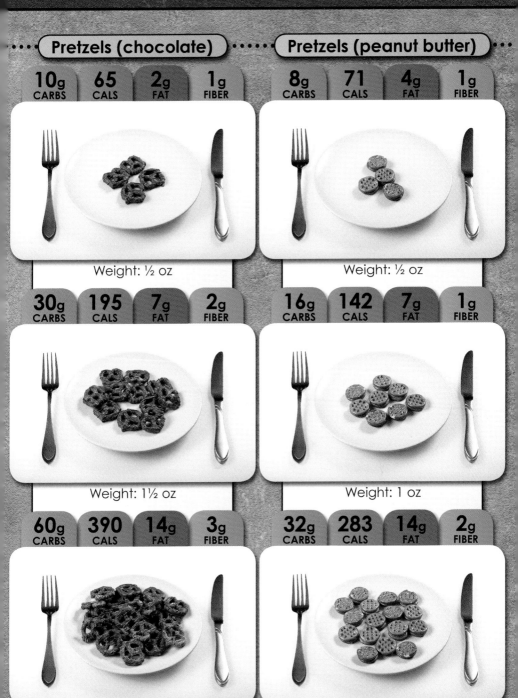

Pretzels (chocolate)

| 10g CARBS | 65 CALS | 2g FAT | 1g FIBER |

Weight: ½ oz

| 30g CARBS | 195 CALS | 7g FAT | 2g FIBER |

Weight: 1½ oz

| 60g CARBS | 390 CALS | 14g FAT | 3g FIBER |

Weight: 3 oz

Pretzels (peanut butter)

| 8g CARBS | 71 CALS | 4g FAT | 1g FIBER |

Weight: ½ oz

| 16g CARBS | 142 CALS | 7g FAT | 1g FIBER |

Weight: 1 oz

| 32g CARBS | 283 CALS | 14g FAT | 2g FIBER |

Weight: 2 oz

Marshmallows (large)

23g CARBS	90 CALS	0g FAT	0g FIBER

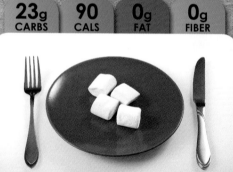

Weight: 1 oz

46g CARBS	180 CALS	0g FAT	0g FIBER

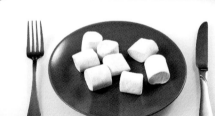

Weight: 2 oz

Marshmallows (small)

12g CARBS	45 CALS	0g FAT	0g FIBER

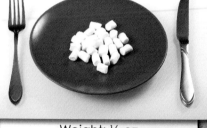

Weight: ½ oz

23g CARBS	90 CALS	0g FAT	0g FIBER

Weight: 1 oz   **½ cup**

Smores

15g CARBS	90 CALS	3g FAT	0g FIBER

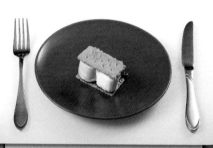

Weight: ¾ oz

30g CARBS	179 CALS	6g FAT	1g FIBER

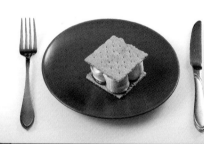

Weight: 1½ oz

Popcorn (butter)

8g CARBS	75 CALS	4g FAT	1g FIBER

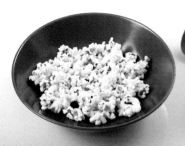

Weight: ½ oz   **2 cups**

16g CARBS	150 CALS	9g FAT	3g FIBER

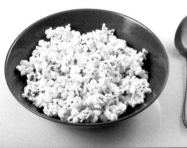

Weight: 1 oz

32g CARBS	299 CALS	17g FAT	6g FIBER

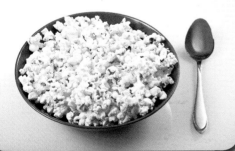

Weight: 2 oz

Popcorn (caramel)

22g CARBS	122 CALS	4g FAT	1g FIBER

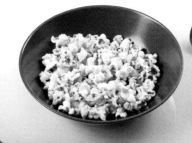

Weight: 1 oz   **2½ cups**

45g CARBS	244 CALS	7g FAT	3g FIBER

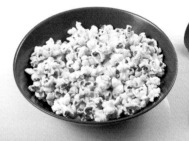

Weight: 2 oz

67g CARBS	367 CALS	11g FAT	4g FIBER

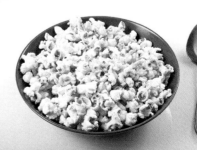

Weight: 3 oz

Apple Turnover

34g CARBS	253 CALS	12g FAT	2g FIBER

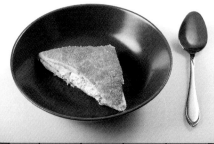

	CARBS	CALS	FAT	FIBER
2x	68g	507	24g	3g
3x	102g	760	35g	5g
4x	136g	1014	47g	7g
Weight: 3 oz			

Blueberry Blintz

31g CARBS	140 CALS	3g FAT	1g FIBER

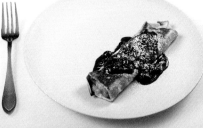

	CARBS	CALS	FAT	FIBER
2x	62g	280	6g	1g
3x	93g	420	9g	2g
4x	124g	560	12g	2g
Weight: 3½ oz			

Crème Brûlée

15g CARBS	327 CALS	28g FAT	1g FIBER

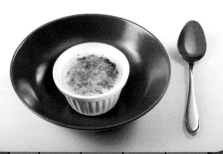

	CARBS	CALS	FAT	FIBER
2x	30g	655	57g	1g
3x	46g	982	85g	2g
4x	61g	1310	114g	3g
Weight: 3½ oz			

Panna Cotta

25g CARBS	405 CALS	33g FAT	1g FIBER

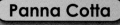
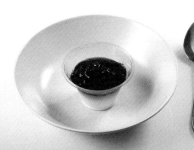

	CARBS	CALS	FAT	FIBER
2x	50g	811	67g	2g
3x	76g	1216	101g	3g
4x	101g	1622	134g	4g
Weight: 5 oz			

Apple Pie

24g CARBS	**168** CALS	**8**g FAT	**1**g FIBER

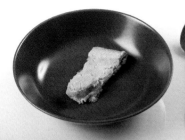

Weight: 2½ oz

48g CARBS	**336** CALS	**16**g FAT	**2**g FIBER

Weight: 5 oz

72g CARBS	**504** CALS	**23**g FAT	**3**g FIBER

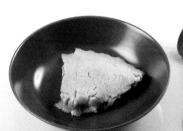

Weight: 7½ oz

96g CARBS	**672** CALS	**31**g FAT	**5**g FIBER

Weight: 10 oz

120g CARBS	**840** CALS	**39**g FAT	**6**g FIBER

Weight: 12½ oz

145g CARBS	**1008** CALS	**47**g FAT	**7**g FIBER

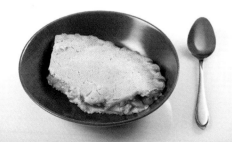
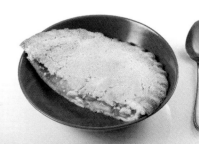

Weight: 15 oz

Boston Cream Pie

| 73g CARBS | 429 CALS | 14g FAT | 2g FIBER |

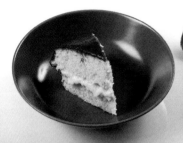

Weight: 6 oz

| 146g CARBS | 857 CALS | 29g FAT | 5g FIBER |

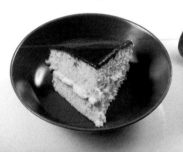

Weight: 12 oz

| 219g CARBS | 1286 CALS | 43g FAT | 7g FIBER |

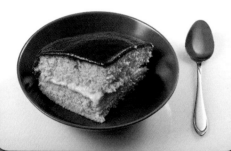

Weight: 18 oz

Buttercream Frosting

| 42g CARBS | 234 CALS | 7g FAT | 0g FIBER |

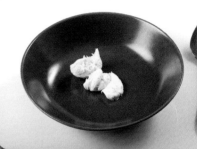

Weight: 2 oz

| 84g CARBS | 468 CALS | 14g FAT | 0g FIBER |

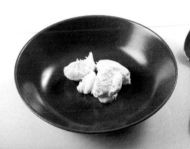

Weight: 4 oz   **½ cup**

| 126g CARBS | 703 CALS | 22g FAT | 0g FIBER |

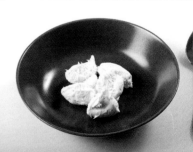

Weight: 6 oz

Chocolate Frosting

36g CARBS	225 CALS	10g FAT	1g FIBER

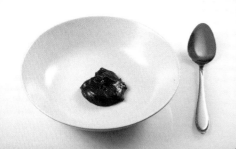

Weight: 2 oz

72g CARBS	450 CALS	20g FAT	1g FIBER

Weight: 4 oz   ½ **cup**

108g CARBS	675 CALS	30g FAT	2g FIBER

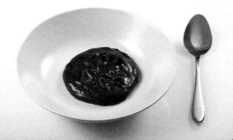

Weight: 6 oz

Cream Cheese Frosting

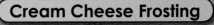

38g CARBS	235 CALS	10g FAT	0g FIBER

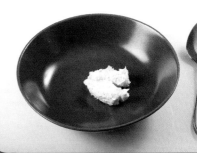

Weight: 2 oz

76g CARBS	471 CALS	20g FAT	0g FIBER

Weight: 4 oz   ½ **cup**

115g CARBS	706 CALS	29g FAT	0g FIBER

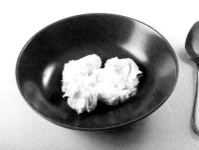

Weight: 6 oz

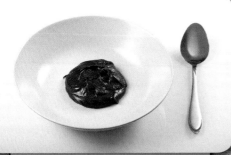

Frosting

19g CARBS	119 CALS	5g FAT	0g FIBER

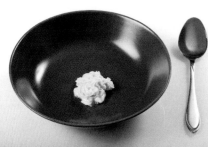

Weight: 1 oz

38g CARBS	237 CALS	9g FAT	0g FIBER

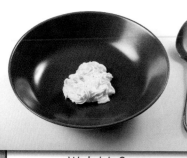

Weight: 2 oz

58g CARBS	356 CALS	14g FAT	0g FIBER

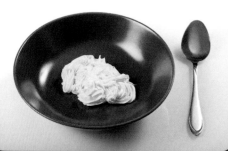

Weight: 3 oz   **½ cup**

Custard

20g CARBS	138 CALS	5g FAT	0g FIBER

Weight: 4 oz

40g CARBS	277 CALS	9g FAT	0g FIBER

Weight: 8 oz   **1 cup**

80g CARBS	553 CALS	18g FAT	0g FIBER

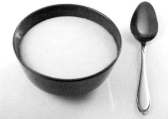

Weight: 16 oz

Cheesecake

11g CARBS	137 CALS	10g FAT	0g FIBER

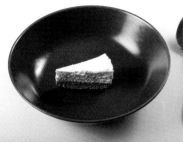

Weight: 1½ oz

22g CARBS	273 CALS	19g FAT	0g FIBER

Weight: 3 oz

36g CARBS	455 CALS	32g FAT	1g FIBER

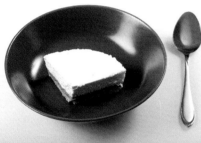

Weight: 5 oz

51g CARBS	637 CALS	45g FAT	1g FIBER

Weight: 7 oz

65g CARBS	819 CALS	57g FAT	1g FIBER

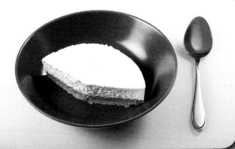

Weight: 9 oz

80g CARBS	1001 CALS	70g FAT	1g FIBER

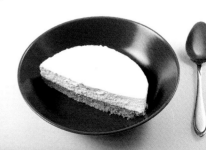

Weight: 11 oz

Cherry Pie

| **23**g CARBS | **147** CALS | **6**g FAT | **0**g FIBER |

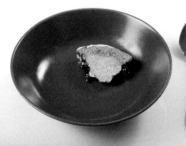

Weight: 2 oz

| **45**g CARBS | **295** CALS | **12**g FAT | **1**g FIBER |

Weight: 4 oz

| **68**g CARBS | **442** CALS | **19**g FAT | **1**g FIBER |

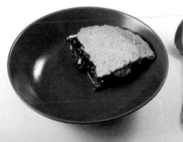

Weight: 6 oz

| **90**g CARBS | **590** CALS | **25**g FAT | **2**g FIBER |

Weight: 8 oz

| **113**g CARBS | **737** CALS | **31**g FAT | **2**g FIBER |

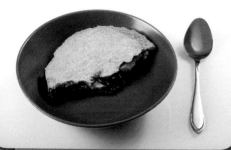

Weight: 10 oz

| **135**g CARBS | **885** CALS | **37**g FAT | **3**g FIBER |

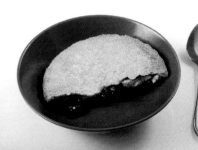

Weight: 12 oz

Chocolate Pudding

13g CARBS	81 CALS	3g FAT	0g FIBER

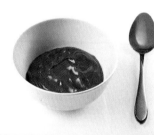

Weight: 2 oz

26g CARBS	161 CALS	5g FAT	0g FIBER

Weight: 4 oz

39g CARBS	242 CALS	8g FAT	0g FIBER

Weight: 6 oz

52g CARBS	322 CALS	10g FAT	0g FIBER

Weight: 8 oz   **1 cup**

65g CARBS	403 CALS	13g FAT	0g FIBER

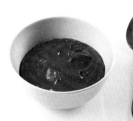

Weight: 10 oz

78g CARBS	483 CALS	16g FAT	0g FIBER

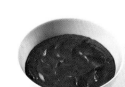
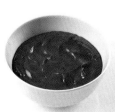

Weight: 12 oz

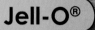

Jell-O®

12g CARBS	**49** CALS	**0g** FAT	**0g** FIBER

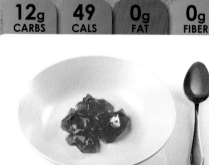

Weight: 3 oz

23g CARBS	**97** CALS	**0g** FAT	**0g** FIBER

Weight: 6 oz

35g CARBS	**146** CALS	**0g** FAT	**0g** FIBER

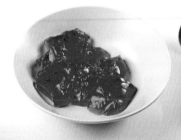

Weight: 9 oz **1 cup**

46g CARBS	**194** CALS	**0g** FAT	**0g** FIBER

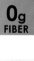

Weight: 12 oz

58g CARBS	**243** CALS	**0g** FAT	**0g** FIBER

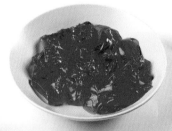

Weight: 15 oz

69g CARBS	**292** CALS	**0g** FAT	**0g** FIBER

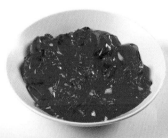

Weight: 18 oz

Key Lime Pie

39g CARBS	259 CALS	10g FAT	0g FIBER

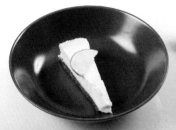

Weight: 3 oz

79g CARBS	517 CALS	19g FAT	0g FIBER

Weight: 6 oz

118g CARBS	776 CALS	29g FAT	0g FIBER

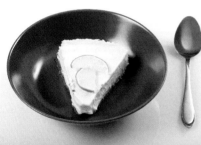

Weight: 9 oz

158g CARBS	1034 CALS	38g FAT	0g FIBER

Weight: 12 oz

197g CARBS	1293 CALS	48g FAT	0g FIBER

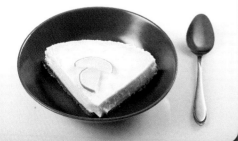

Weight: 15 oz

237g CARBS	1551 CALS	57g FAT	0g FIBER

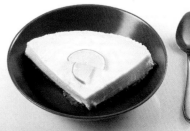

Weight: 18 oz

Lemon Meringue Pie

20g CARBS	114 CALS	4g FAT	1g FIBER

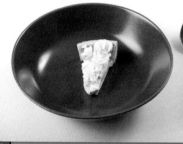

Weight: 1½ oz

40g CARBS	228 CALS	7g FAT	1g FIBER

Weight: 3 oz

60g CARBS	342 CALS	11g FAT	2g FIBER

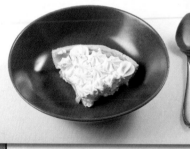

Weight: 4½ oz

80g CARBS	456 CALS	15g FAT	2g FIBER

Weight: 6 oz

100g CARBS	570 CALS	18g FAT	3g FIBER

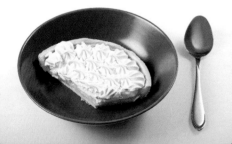

Weight: 7½ oz

120g CARBS	684 CALS	22g FAT	3g FIBER

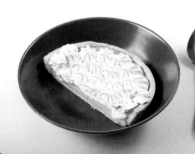

Weight: 9 oz

Mississippi Mud Pie

19g CARBS	**226** CALS	**15**g FAT	**1**g FIBER

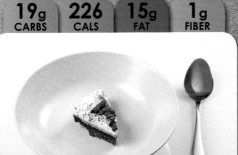

Weight: 2 oz

39g CARBS	**452** CALS	**29**g FAT	**1**g FIBER

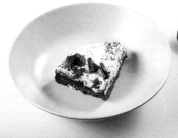

Weight: 4 oz

58g CARBS	**679** CALS	**44**g FAT	**2**g FIBER

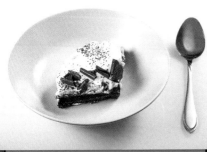

Weight: 6 oz

77g CARBS	**905** CALS	**59**g FAT	**2**g FIBER

Weight: 8 oz

96g CARBS	**1131** CALS	**74**g FAT	**3**g FIBER

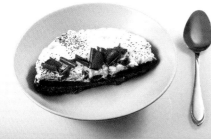

Weight: 10 oz

116g CARBS	**1357** CALS	**88**g FAT	**3**g FIBER

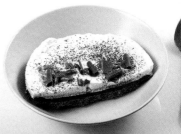

Weight: 12 oz

Pecan Pie

17g CARBS	**115** CALS	**5**g FAT	**1**g FIBER

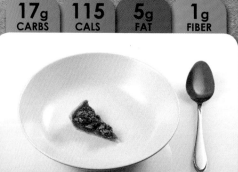

Weight: 1 oz

34g CARBS	**231** CALS	**9**g FAT	**1**g FIBER

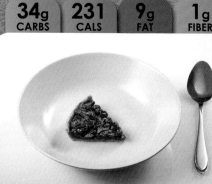

Weight: 2 oz

68g CARBS	**462** CALS	**19**g FAT	**2**g FIBER

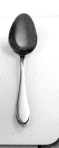

Weight: 4 oz

101g CARBS	**692** CALS	**28**g FAT	**4**g FIBER

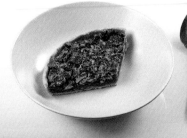

Weight: 6 oz

135g CARBS	**923** CALS	**38**g FAT	**5**g FIBER

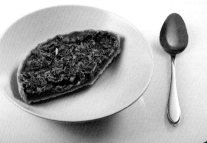

Weight: 8 oz

169g CARBS	**1154** CALS	**47**g FAT	**6**g FIBER

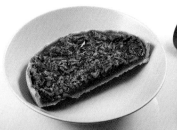

Weight: 10 oz

Profiteroles

11g CARBS	147 CALS	11g FAT	0g FIBER

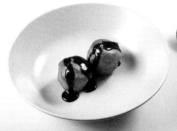

Weight: 1½ oz

21g CARBS	294 CALS	22g FAT	0g FIBER

Weight: 3 oz

32g CARBS	441 CALS	33g FAT	1g FIBER

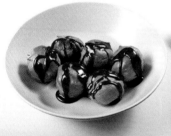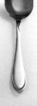

Weight: 4½ oz

43g CARBS	589 CALS	44g FAT	1g FIBER

Weight: 6 oz

53g CARBS	736 CALS	55g FAT	1g FIBER

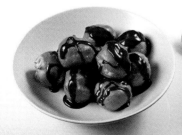

Weight: 7½ oz

64g CARBS	883 CALS	66g FAT	1g FIBER

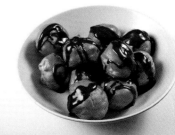

Weight: 9 oz

Pumpkin Pie

30g CARBS	207 CALS	8g FAT	2g FIBER

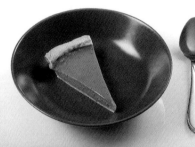

Weight: 3 oz

59g CARBS	413 CALS	17g FAT	3g FIBER

Weight: 6 oz

89g CARBS	620 CALS	25g FAT	5g FIBER

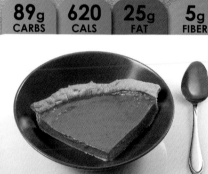

Weight: 9 oz

118g CARBS	827 CALS	33g FAT	6g FIBER

Weight: 12 oz

148g CARBS	1033 CALS	41g FAT	8g FIBER

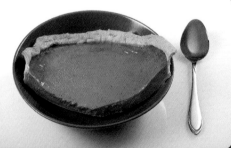

Weight: 15 oz

178g CARBS	1240 CALS	50g FAT	9g FIBER

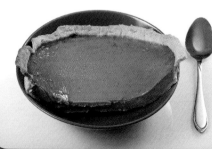

Weight: 18 oz

Rice Pudding

14g CARBS	84 CALS	2g FAT	1g FIBER

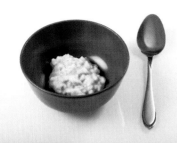

Weight: 2½ oz

27g CARBS	167 CALS	4g FAT	1g FIBER

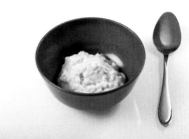

Weight: 5 oz

41g CARBS	251 CALS	6g FAT	2g FIBER

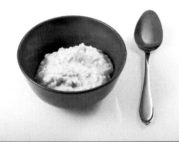

Weight: 7½ oz

55g CARBS	335 CALS	8g FAT	3g FIBER

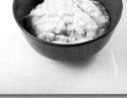

Weight: 10 oz   **1 cup**

69g CARBS	418 CALS	9g FAT	3g FIBER

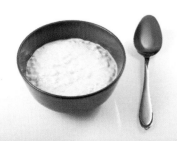

Weight: 12½ oz

82g CARBS	502 CALS	11g FAT	4g FIBER

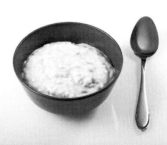

Weight: 15 oz

Strudel (apple)

12g CARBS	**78** CALS	**3g** FAT	**1g** FIBER

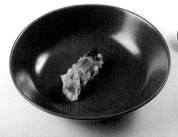

Weight: 1 oz

23g CARBS	**155** CALS	**6g** FAT	**1g** FIBER

Weight: 2 oz

47g CARBS	**311** CALS	**13g** FAT	**2g** FIBER

Weight: 4 oz

70g CARBS	**466** CALS	**19g** FAT	**4g** FIBER

Weight: 6 oz

93g CARBS	**621** CALS	**25g** FAT	**5g** FIBER

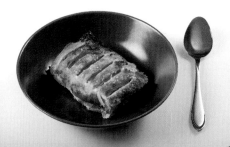

Weight: 8 oz

117g CARBS	**777** CALS	**32g** FAT	**6g** FIBER

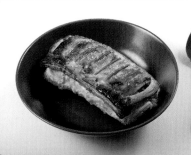

Weight: 10 oz

Tapioca Pudding

12g CARBS	74 CALS	2g FAT	0g FIBER

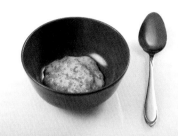

Weight: 2 oz

25g CARBS	147 CALS	4g FAT	0g FIBER

Weight: 4 oz

37g CARBS	221 CALS	7g FAT	0g FIBER

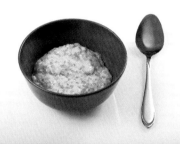

Weight: 6 oz

49g CARBS	295 CALS	9g FAT	0g FIBER

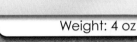

Weight: 8 oz **1 cup**

61g CARBS	369 CALS	11g FAT	0g FIBER

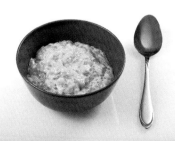

Weight: 10 oz

74g CARBS	442 CALS	13g FAT	0g FIBER

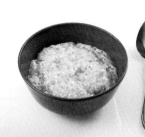

Weight: 12 oz

Tiramisu

15g CARBS	113 CALS	5g FAT	0g FIBER

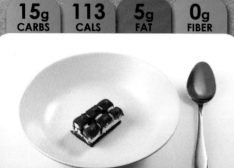

Weight: 1½ oz

29g CARBS	225 CALS	10g FAT	1g FIBER

Weight: 3 oz

44g CARBS	338 CALS	16g FAT	1g FIBER

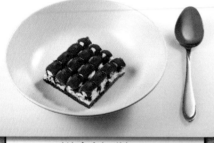

Weight: 4½ oz

59g CARBS	451 CALS	21g FAT	2g FIBER

Weight: 6 oz

73g CARBS	563 CALS	26g FAT	2g FIBER

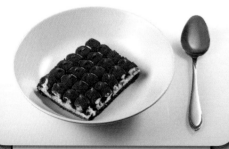

Weight: 7½ oz

88g CARBS	676 CALS	31g FAT	3g FIBER

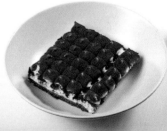

Weight: 9 oz

Trifle

12g CARBS	94 CALS	5g FAT	0g FIBER

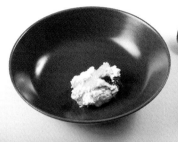

Weight: 2 oz

25g CARBS	187 CALS	9g FAT	1g FIBER

Weight: 4 oz

37g CARBS	281 CALS	14g FAT	1g FIBER

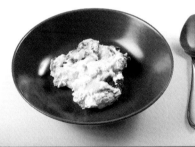

Weight: 6 oz

49g CARBS	374 CALS	18g FAT	2g FIBER

Weight: 8 oz

62g CARBS	468 CALS	23g FAT	2g FIBER

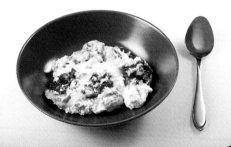

Weight: 10 oz

74g CARBS	561 CALS	27g FAT	3g FIBER

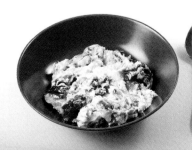

Weight: 12 oz

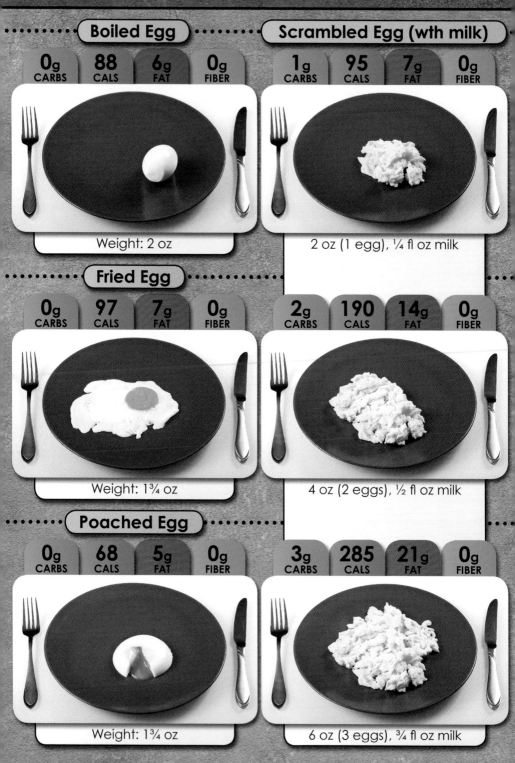

Boiled Egg

| 0g CARBS | 88 CALS | 6g FAT | 0g FIBER |

Weight: 2 oz

Scrambled Egg (wth milk)

| 1g CARBS | 95 CALS | 7g FAT | 0g FIBER |

2 oz (1 egg), ¼ fl oz milk

Fried Egg

| 0g CARBS | 97 CALS | 7g FAT | 0g FIBER |

Weight: 1¾ oz

| 2g CARBS | 190 CALS | 14g FAT | 0g FIBER |

4 oz (2 eggs), ½ fl oz milk

Poached Egg

| 0g CARBS | 68 CALS | 5g FAT | 0g FIBER |

Weight: 1¾ oz

| 3g CARBS | 285 CALS | 21g FAT | 0g FIBER |

6 oz (3 eggs), ¾ fl oz milk

Devilled Eggs

1g CARBS	114 CALS	9g FAT	0g FIBER	2g CARBS	228 CALS	18g FAT	0g FIBER

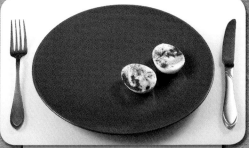

Weight: 2 oz

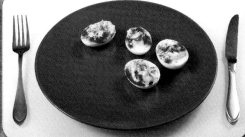

Weight: 4 oz

Eggs Benedict

21g CARBS	421 CALS	30g FAT	1g FIBER	43g CARBS	841 CALS	60g FAT	3g FIBER

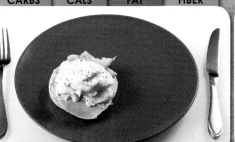

Weight: 6 oz (1 egg)

Weight: 12 oz (2 eggs)

Eggs Florentine

21g CARBS	387 CALS	28g FAT	1g FIBER	41g CARBS	774 CALS	57g FAT	3g FIBER

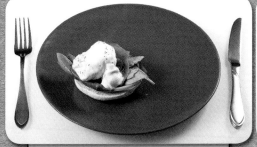

Weight: 5½ oz (1 egg)

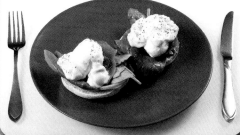

Weight: 11 oz (2 eggs)

Omelette

| **0**g CARBS | **87** CALS | **7**g FAT | **0**g FIBER |

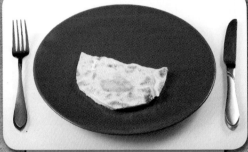

Weight: 2 oz (1 egg)

Omelette (with cheese)

| **0**g CARBS | **192** CALS | **16**g FAT | **0**g FIBER |

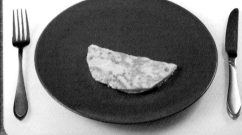

2 oz (1 egg), ½ oz cheese

| **1**g CARBS | **175** CALS | **13**g FAT | **0**g FIBER |

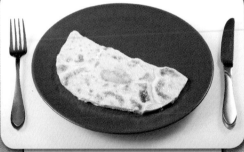

Weight: 4 oz (2 eggs)

| **1**g CARBS | **384** CALS | **33**g FAT | **0**g FIBER |

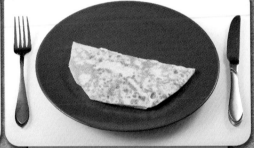

4 oz (2 eggs), 1 oz cheese

| **1**g CARBS | **262** CALS | **20**g FAT | **0**g FIBER |

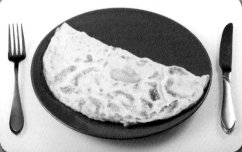

Weight: 6 oz (3 eggs)

| **1**g CARBS | **576** CALS | **49**g FAT | **0**g FIBER |

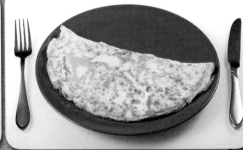

6 oz (3 eggs), 1½ oz cheese

American Cheese

0g CARBS	106 CALS	9g FAT	0g FIBER

1g CARBS	213 CALS	18g FAT	0g FIBER

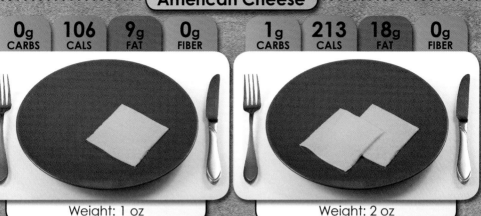

Weight: 1 oz

Weight: 2 oz

Baby Bel®

0g CARBS	76 CALS	6g FAT	0g FIBER

1g CARBS	152 CALS	12g FAT	0g FIBER

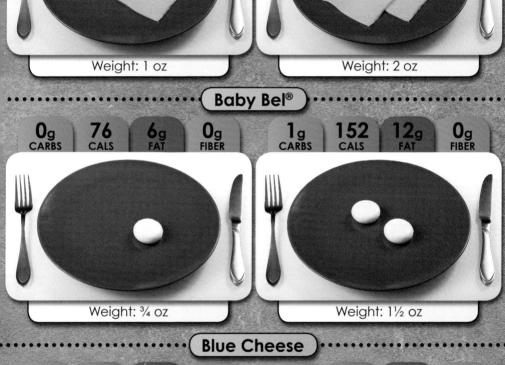

Weight: ¾ oz

Weight: 1½ oz

Blue Cheese

1g CARBS	100 CALS	8g FAT	0g FIBER

2g CARBS	200 CALS	16g FAT	0g FIBER

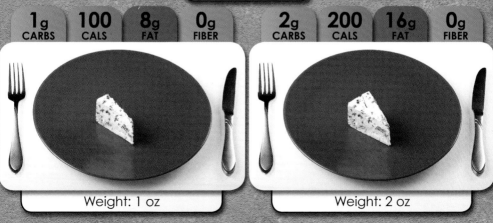

Weight: 1 oz

Weight: 2 oz

Brie

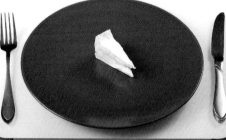

0g CARBS	95 CALS	8g FAT	0g FIBER

Weight: 1 oz

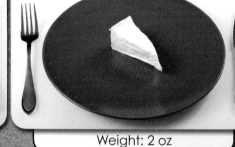

0g CARBS	189 CALS	16g FAT	0g FIBER

Weight: 2 oz

Camembert

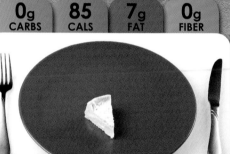

0g CARBS	85 CALS	7g FAT	0g FIBER

Weight: 1 oz

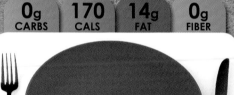

0g CARBS	170 CALS	14g FAT	0g FIBER

Weight: 2 oz

Canned Cheese

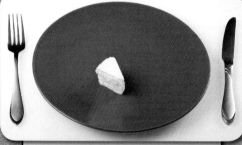

2g CARBS	86 CALS	7g FAT	0g FIBER

Weight: 1 oz

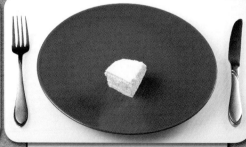

3g CARBS	172 CALS	14g FAT	0g FIBER

Weight: 2 oz

Cheddar

0g CARBS	114 CALS	9g FAT	0g FIBER

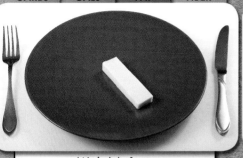

Weight: 1 oz

1g CARBS	228 CALS	19g FAT	0g FIBER

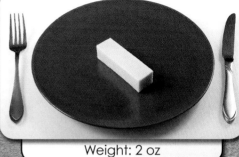

Weight: 2 oz

Cheddar (grated)

0g CARBS	114 CALS	9g FAT	0g FIBER

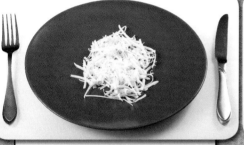

Weight: 1 oz

1g CARBS	228 CALS	19g FAT	0g FIBER

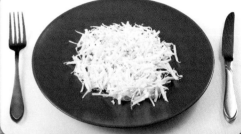

Weight: 2 oz   **1 cup**

Cheddar (sliced)

0g CARBS	114 CALS	9g FAT	0g FIBER

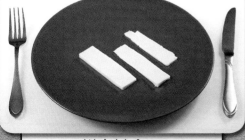

Weight: 1 oz

1g CARBS	228 CALS	19g FAT	0g FIBER

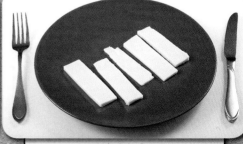

Weight: 2 oz

Cottage Cheese

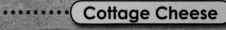

4g CARBS	111 CALS	5g FAT	0g FIBER

8g CARBS	222 CALS	10g FAT	0g FIBER

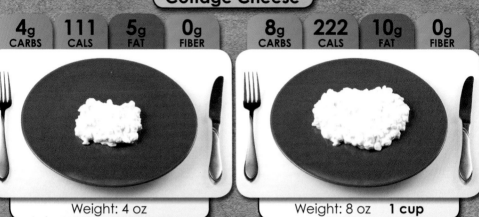

Weight: 4 oz

Weight: 8 oz **1 cup**

Edam

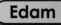

0g CARBS	101 CALS	8g FAT	0g FIBER

1g CARBS	202 CALS	16g FAT	0g FIBER

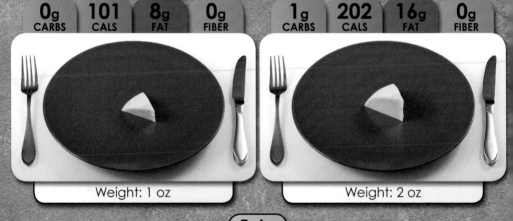

Weight: 1 oz

Weight: 2 oz

Feta

1g CARBS	75 CALS	6g FAT	0g FIBER

2g CARBS	150 CALS	12g FAT	0g FIBER

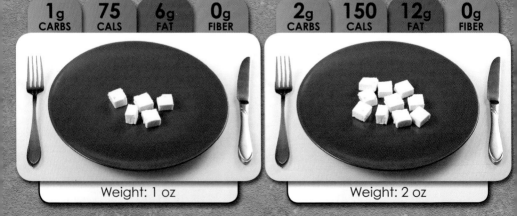

Weight: 1 oz

Weight: 2 oz

Goat's Cheese

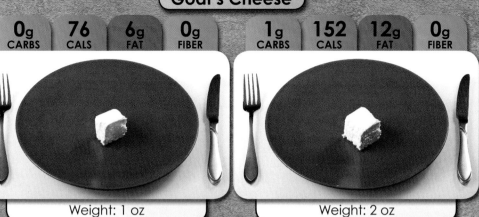

0g CARBS	76 CALS	6g FAT	0g FIBER

Weight: 1 oz

1g CARBS	152 CALS	12g FAT	0g FIBER

Weight: 2 oz

Mozzarella

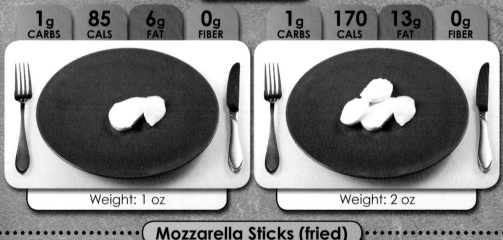

1g CARBS	85 CALS	6g FAT	0g FIBER

Weight: 1 oz

1g CARBS	170 CALS	13g FAT	0g FIBER

Weight: 2 oz

Mozzarella Sticks (fried)

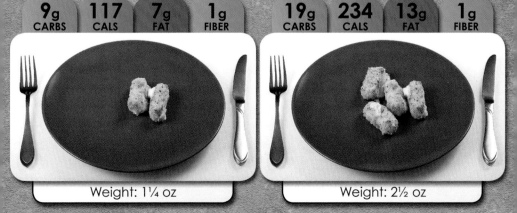

9g CARBS	117 CALS	7g FAT	1g FIBER

Weight: 1¼ oz

19g CARBS	234 CALS	13g FAT	1g FIBER

Weight: 2½ oz

Monterey Jack

0g CARBS	**106** CALS	**9g** FAT	**0g** FIBER		**0g** CARBS	**211** CALS	**17g** FAT	**0g** FIBER

Weight: 1 oz | Weight: 2 oz

Parmesan (grated)

1g CARBS	**61** CALS	**4g** FAT	**0g** FIBER		**1g** CARBS	**122** CALS	**8g** FAT	**0g** FIBER

Weight: ½ oz | Weight: 1 oz   **¼ cup**

Provolone

1g CARBS	**100** CALS	**8g** FAT	**0g** FIBER		**1g** CARBS	**199** CALS	**15g** FAT	**0g** FIBER

Weight: 1 oz | Weight: 2 oz

Ricotta

1g CARBS	49 CALS	4g FAT	0g FIBER

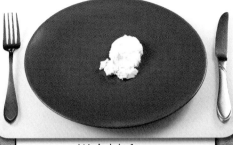

Weight: 1 oz

2g CARBS	99 CALS	7g FAT	0g FIBER

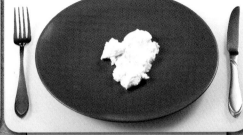

Weight: 2 oz   **¼ cup**

Soft Cheese

1g CARBS	84 CALS	8g FAT	0g FIBER

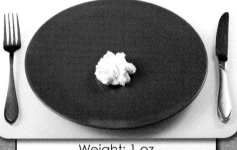

Weight: 1 oz

2g CARBS	167 CALS	16g FAT	0g FIBER

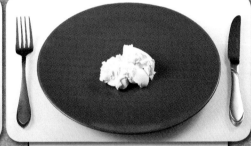

Weight: 2 oz   **¼ cup**

Wensleydale with Cranberries

2g CARBS	102 CALS	8g FAT	1g FIBER

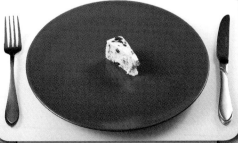

Weight: 1 oz

5g CARBS	204 CALS	16g FAT	1g FIBER

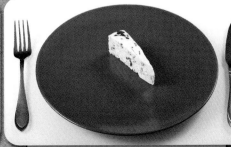

Weight: 2 oz

Hamburger

29g CARBS	478 CALS	27g FAT	1g FIBER

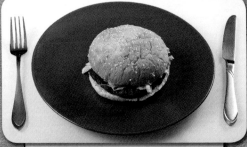

Weight: 6 oz

49g CARBS	797 CALS	44g FAT	2g FIBER

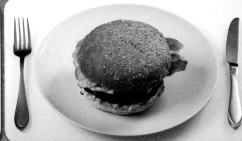

Weight: 10 oz

Cheeseburger

30g CARBS	521 CALS	30g FAT	1g FIBER

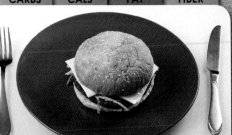

Weight: 6½ oz

51g CARBS	881 CALS	51g FAT	2g FIBER

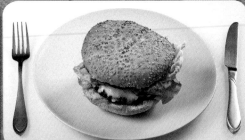

Weight: 11 oz

Chicken Burger

47g CARBS	404 CALS	16g FAT	2g FIBER

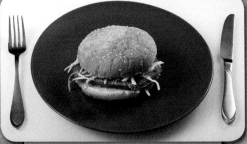

Weight: 6 oz

102g CARBS	876 CALS	34g FAT	5g FIBER

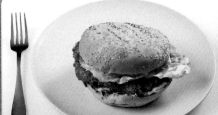

Weight: 13 oz

Hot Dog

25g CARBS	248 CALS	12g FAT	1g FIBER

46g CARBS	530 CALS	30g FAT	2g FIBER

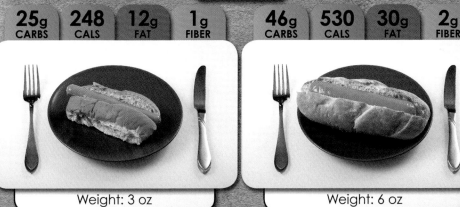

Weight: 3 oz   Weight: 6 oz

Corn Dog

20g CARBS	168 CALS	7g FAT	2g FIBER

41g CARBS	336 CALS	14g FAT	3g FIBER

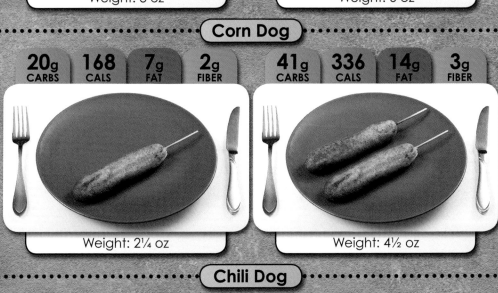

Weight: 2¼ oz   Weight: 4½ oz

Chili Dog

30g CARBS	305 CALS	14g FAT	4g FIBER

53g CARBS	616 CALS	33g FAT	6g FIBER

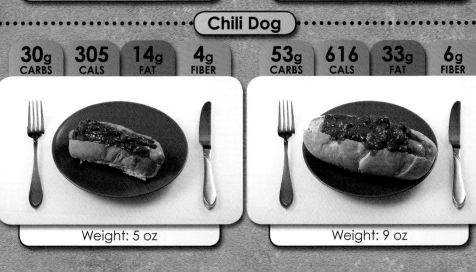

Weight: 5 oz   Weight: 9 oz

Cheese Curds

11g CARBS	229 CALS	16g FAT	1g FIBER

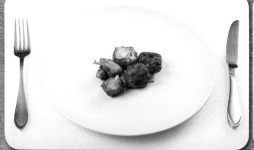

Weight: 2 oz

22g CARBS	458 CALS	32g FAT	1g FIBER

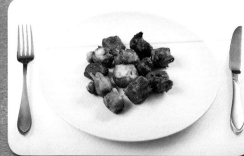

Weight: 4 oz

32g CARBS	687 CALS	48g FAT	2g FIBER

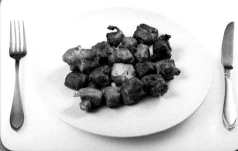

Weight: 6 oz

Shoestring Fries

31g CARBS	248 CALS	12g FAT	3g FIBER

Weight: 3 oz

62g CARBS	497 CALS	25g FAT	6g FIBER

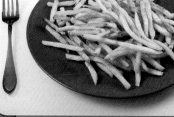

Weight: 6 oz

93g CARBS	745 CALS	37g FAT	9g FIBER

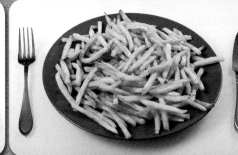

Weight: 9 oz

Beef Taco

13g	167	10g	3g
CARBS	CALS	FAT	FIBER

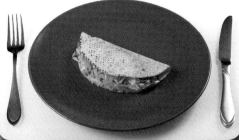

Weight: 2½ oz

Chicken Taco Salad

45g	469	23g	6g
CARBS	CALS	FAT	FIBER

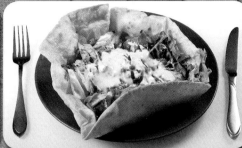

Weight: 10½ oz

Chicken Burrito

47g	406	15g	5g
CARBS	CALS	FAT	FIBER

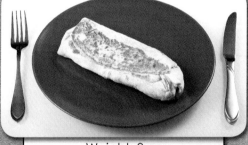

Weight: 8 oz

Bean Burrito

55g	405	14g	8g
CARBS	CALS	FAT	FIBER

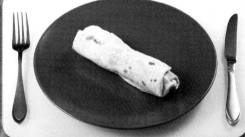

Weight: 7 oz

Beef Crunch Wrap®

71g	540	21g	7g
CARBS	CALS	FAT	FIBER

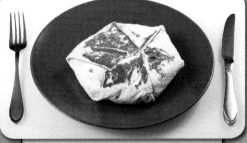

Weight: 9 oz

Cheese Quesadilla

56g	671	38g	6g
CARBS	CALS	FAT	FIBER

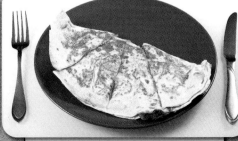

Weight: 7 oz

Doner Kebab

52g CARBS	580 CALS	32g FAT	3g FIBER

85g CARBS	1053 CALS	60g FAT	5g FIBER

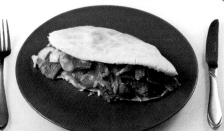

Weight: 9 oz

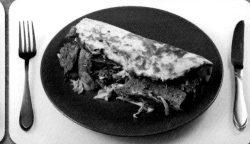

Weight: 15 oz

Shish Kebab

3g CARBS	111 CALS	3g FAT	0g FIBER

7g CARBS	223 CALS	6g FAT	0g FIBER

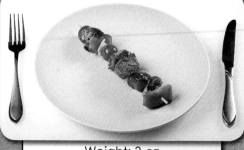

Weight: 3 oz

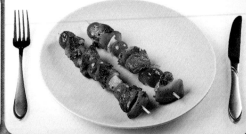

Weight: 6 oz

Falafel in Pita

65g CARBS	372 CALS	11g FAT	6g FIBER

112g CARBS	647 CALS	21g FAT	11g FIBER

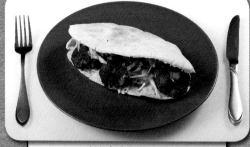

Weight: 7 oz

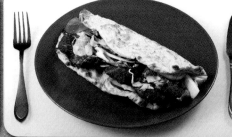

Weight: 12 oz

Pizza (meat & veg, 12" deep dish)

27g CARBS	290 CALS	14g FAT	2g FIBER

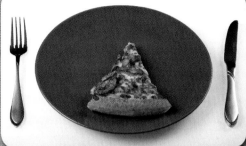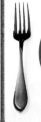

Weight: 3 oz

54g CARBS	580 CALS	28g FAT	4g FIBER

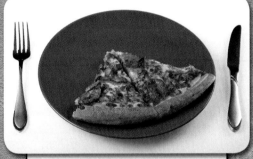

Weight: 6 oz

81g CARBS	870 CALS	42g FAT	6g FIBER

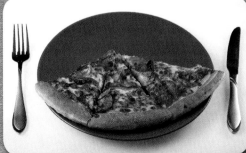

Weight: 9 oz

Pizza (cheese, 12" deep dish)

27g CARBS	240 CALS	10g FAT	1g FIBER

Weight: 3 oz

54g CARBS	480 CALS	20g FAT	2g FIBER

Weight: 6 oz

81g CARBS	720 CALS	30g FAT	3g FIBER

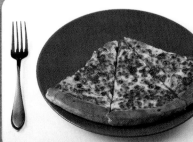

Weight: 9 oz

Pizza (pepperoni, 13" thin crust)

| **24g** CARBS | **239** CALS | **11g** FAT | **1g** FIBER |

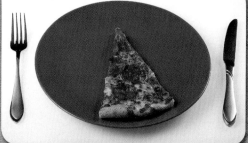

Weight: 2 oz

| **49g** CARBS | **477** CALS | **22g** FAT | **2g** FIBER |

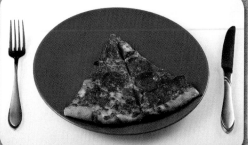

Weight: 4 oz

| **73g** CARBS | **716** CALS | **33g** FAT | **3g** FIBER |

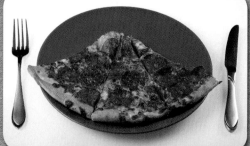

Weight: 6 oz

Pizza (vegetable, 13" thin crust)

| **26g** CARBS | **209** CALS | **7g** FAT | **1g** FIBER |

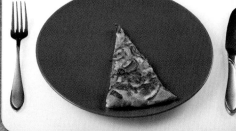

Weight: 2 oz

| **52g** CARBS | **418** CALS | **15g** FAT | **3g** FIBER |

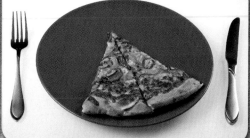

Weight: 4 oz

| **78g** CARBS | **627** CALS | **22g** FAT | **4g** FIBER |

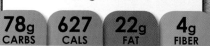
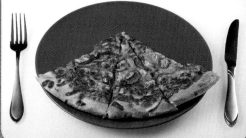

Weight: 6 oz

Pizza (triple meat, 14" stuffed crust)

| **39**g CARBS | **419** CALS | **20**g FAT | **2**g FIBER |

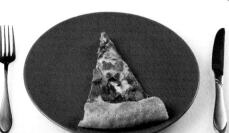

Weight: 5 oz

| **78**g CARBS | **839** CALS | **40**g FAT | **4**g FIBER |

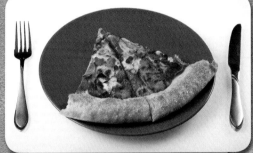

Weight: 10 oz

| **117**g CARBS | **1258** CALS | **60**g FAT | **6**g FIBER |

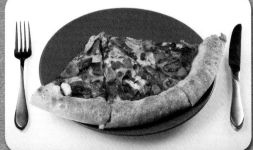

Weight: 15 oz

Pizza (mushroom, 14" stuffed crust)

| **41**g CARBS | **329** CALS | **12**g FAT | **2**g FIBER |

Weight: 5 oz

| **82**g CARBS | **659** CALS | **24**g FAT | **4**g FIBER |

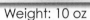

Weight: 10 oz

| **123**g CARBS | **988** CALS | **36**g FAT | **6**g FIBER |

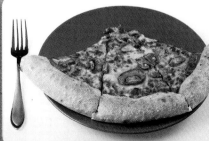

Weight: 15 oz

Sushi - Shrimp Maki

6g CARBS	33 CALS	0g FAT	0g FIBER

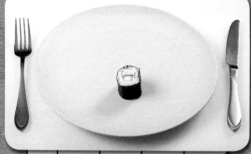

	CARBS	CALS	FAT	FIBER
2x	12g	66	1g	0g
3x	17g	99	2g	0g
4x	23g	132	2g	0g

Weight: ¾ oz

Sushi - California Roll

9g CARBS	59 CALS	2g FAT	1g FIBER

	CARBS	CALS	FAT	FIBER
2x	18g	118	4g	1g
3x	26g	178	5g	2g
4x	35g	237	7g	2g

Weight: 1¼ oz

Sushi - Tuna Nigiri

8g CARBS	44 CALS	1g FAT	0g FIBER

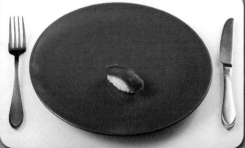

	CARBS	CALS	FAT	FIBER
2x	16g	88	1g	0g
3x	24g	133	2g	1g
4x	32g	177	2g	1g

Weight: 1 oz

Shrimp Tempura

6g CARBS	62 CALS	4g FAT	0g FIBER

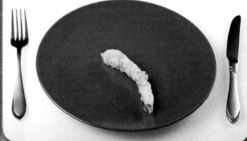

	CARBS	CALS	FAT	FIBER
2x	11g	124	7g	1g
3x	17g	186	11g	1g
4x	22g	248	14g	2g

Weight: 1 oz

Sashimi - Salmon

0g CARBS	26 CALS	2g FAT	0g FIBER

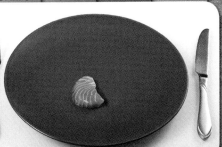

	CARBS	CALS	FAT	FIBER
2x	0g	51	3g	0g
3x	0g	77	5g	0g
4x	0g	102	6g	0g
Weight: ½ oz				

Sashimi - Tuna

0g CARBS	19 CALS	1g FAT	0g FIBER

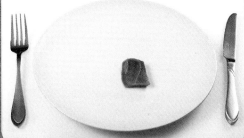

	CARBS	CALS	FAT	FIBER
2x	0g	39	1g	0g
3x	0g	58	2g	0g
4x	0g	77	3g	0g
Weight: ½ oz				

Sashimi - Mackerel

0g CARBS	19 CALS	1g FAT	0g FIBER

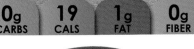
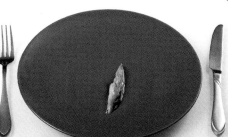

	CARBS	CALS	FAT	FIBER
2x	0g	39	2g	0g
3x	0g	58	2g	0g
4x	0g	78	3g	0g
Weight: ½ oz				

Rice Ball

20g CARBS	97 CALS	2g FAT	1g FIBER

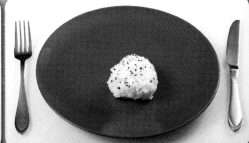

	CARBS	CALS	FAT	FIBER
2x	40g	194	3g	2g
3x	59g	291	5g	3g
4x	79g	388	6g	4g
Weight: 2½ oz				

Avocado

| 3g CARBS | 57 CALS | 5g FAT | 2g FIBER |

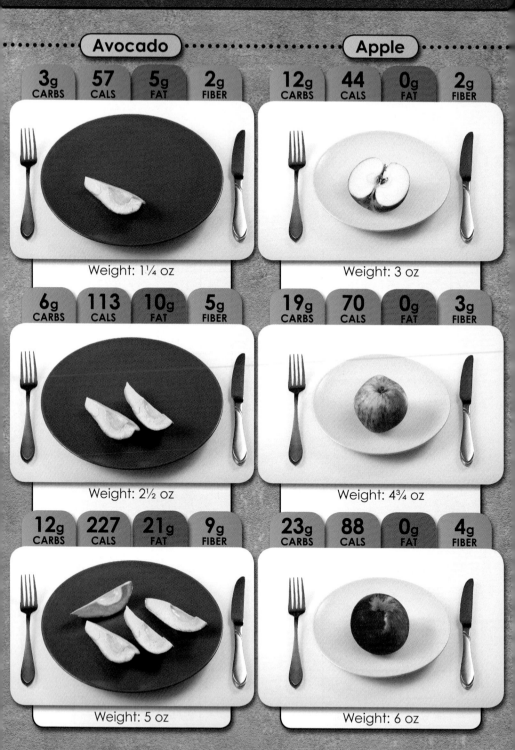

Weight: 1¼ oz

| 6g CARBS | 113 CALS | 10g FAT | 5g FIBER |

Weight: 2½ oz

| 12g CARBS | 227 CALS | 21g FAT | 9g FIBER |

Weight: 5 oz

Apple

| 12g CARBS | 44 CALS | 0g FAT | 2g FIBER |

Weight: 3 oz

| 19g CARBS | 70 CALS | 0g FAT | 3g FIBER |

Weight: 4¾ oz

| 23g CARBS | 88 CALS | 0g FAT | 4g FIBER |

Weight: 6 oz

Apple Rings (dried)

9g CARBS	**34** CALS	**0**g FAT	**1**g FIBER

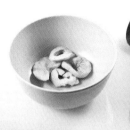

Weight: ½ oz

19g CARBS	**69** CALS	**0**g FAT	**2**g FIBER

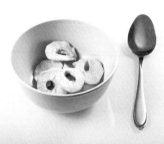

Weight: 1 oz

37g CARBS	**138** CALS	**0**g FAT	**5**g FIBER

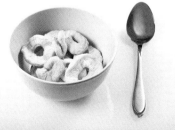

Weight: 2 oz   **1 cup**

Applesauce

6g CARBS	**24** CALS	**0**g FAT	**1**g FIBER

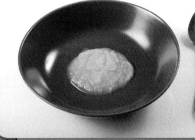

Weight: 2 oz

13g CARBS	**48** CALS	**0**g FAT	**1**g FIBER

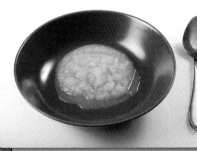

Weight: 4 oz

26g CARBS	**95** CALS	**0**g FAT	**2**g FIBER

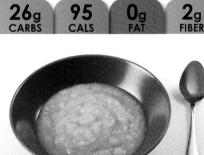

Weight: 8 oz   **1 cup**

Apricots (canned)

| **10g** CARBS | **41** CALS | **0g** FAT | **1g** FIBER |

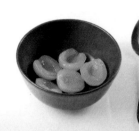

Weight: 3 oz

| **21g** CARBS | **82** CALS | **0g** FAT | **3g** FIBER |

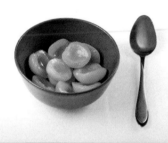

Weight: 6 oz   **1 cup**

| **31g** CARBS | **122** CALS | **0g** FAT | **4g** FIBER |

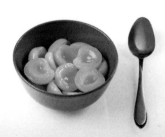

Weight: 9 oz

Apricots (dried)

| **18g** CARBS | **68** CALS | **0g** FAT | **2g** FIBER |

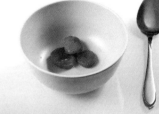

Weight: 1 oz

| **36g** CARBS | **137** CALS | **0g** FAT | **4g** FIBER |

Weight: 2 oz

| **71g** CARBS | **273** CALS | **1g** FAT | **8g** FIBER |

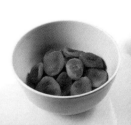

Weight: 4 oz   **1 cup**

Banana

16g CARBS	62 CALS	0g FAT	1g FIBER

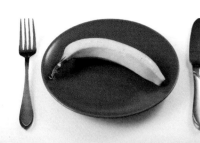

Weight: 3½ oz

21g CARBS	79 CALS	0g FAT	1g FIBER

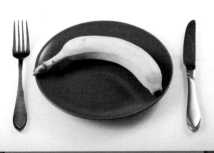

Weight: 4½ oz

30g CARBS	114 CALS	0g FAT	2g FIBER

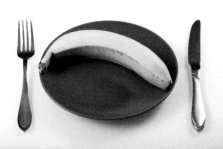

Weight: 6½ oz

Blackberries

5g CARBS	24 CALS	0g FAT	3g FIBER

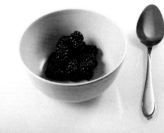

Weight: 2 oz

11g CARBS	49 CALS	1g FAT	6g FIBER

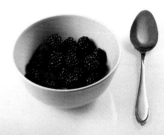

Weight: 4 oz   **1 cup**

22g CARBS	98 CALS	1g FAT	12g FIBER

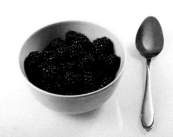

Weight: 8 oz

Blueberries

| 4g CARBS | 16 CALS | 0g FAT | 1g FIBER |

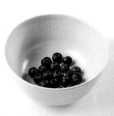

Weight: 1 oz

| 12g CARBS | 48 CALS | 0g FAT | 2g FIBER |

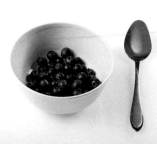

Weight: 3 oz

| 21g CARBS | 81 CALS | 0g FAT | 3g FIBER |

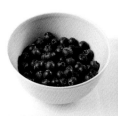
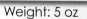

Weight: 5 oz   **1 cup**

Cantaloupe

| 2g CARBS | 10 CALS | 0g FAT | 0g FIBER |

Weight: 1 oz

| 12g CARBS | 48 CALS | 0g FAT | 1g FIBER |

Weight: 5 oz   **1 cup**

| 23g CARBS | 96 CALS | 1g FAT | 3g FIBER |

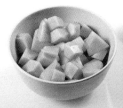
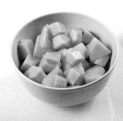

Weight: 10 oz

Clementine

9g CARBS	**33** CALS	**0**g FAT	**1**g FIBER

Weight: 2½ oz

19g CARBS	**73** CALS	**0**g FAT	**3**g FIBER

Weight: 5½ oz

Nectarine

9g CARBS	**37** CALS	**0**g FAT	**1**g FIBER

Weight: 3 oz

18g CARBS	**75** CALS	**1**g FAT	**3**g FIBER

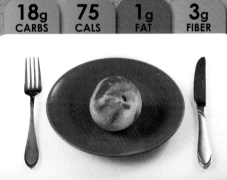

Weight: 6 oz

Passion Fruit

2g CARBS	**8** CALS	**0**g FAT	**1**g FIBER

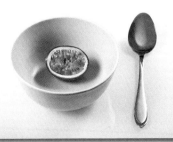

Weight: ¾ oz

4g CARBS	**15** CALS	**0**g FAT	**2**g FIBER

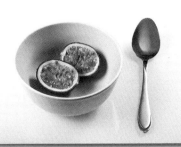

Weight: 1½ oz

Cranberries

3g CARBS	**13** CALS	**0**g FAT	**1**g FIBER

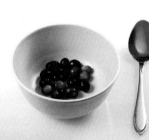

Weight: 1 oz

10g CARBS	**39** CALS	**0**g FAT	**4**g FIBER

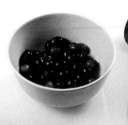

Weight: 3 oz   **1 cup**

21g CARBS	**78** CALS	**0**g FAT	**8**g FIBER

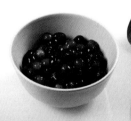

Weight: 6 oz

Cranberries (dried)

23g CARBS	**87** CALS	**0**g FAT	**2**g FIBER

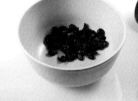

Weight: 1 oz

47g CARBS	**175** CALS	**1**g FAT	**3**g FIBER

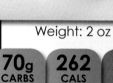

Weight: 2 oz   **½ cup**

70g CARBS	**262** CALS	**1**g FAT	**5**g FIBER

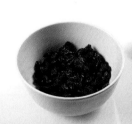

Weight: 3 oz

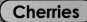

Cherries

7g CARBS	27 CALS	0g FAT	1g FIBER

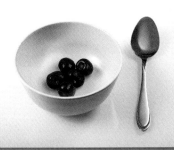

Weight: 2 oz

14g CARBS	54 CALS	0g FAT	1g FIBER

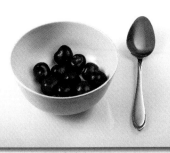

Weight: 4 oz

22g CARBS	82 CALS	0g FAT	2g FIBER

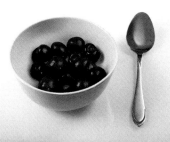

Weight: 6 oz   **1 cup**

Currants

11g CARBS	40 CALS	0g FAT	1g FIBER

Weight: ½ oz

21g CARBS	80 CALS	0g FAT	2g FIBER

Weight: 1 oz

42g CARBS	160 CALS	0g FAT	4g FIBER

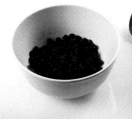

Weight: 2 oz   **½ cup**

Dates (dried)

21g	79	0g	2g
CARBS	CALS	FAT	FIBER

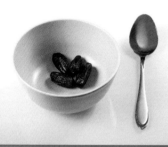

Weight: 1 oz

43g	157	0g	4g
CARBS	CALS	FAT	FIBER

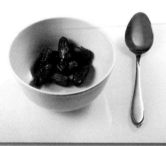

Weight: 2 oz　　½ **cup**

64g	236	0g	6g
CARBS	CALS	FAT	FIBER

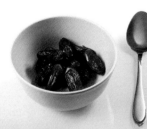

Weight: 3 oz

Fruit Cocktail (canned)

13g	52	0g	1g
CARBS	CALS	FAT	FIBER

Weight: 4 oz

27g	104	0g	2g
CARBS	CALS	FAT	FIBER

Weight: 8 oz　　1 **cup**

54g	209	0g	5g
CARBS	CALS	FAT	FIBER

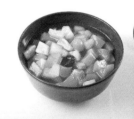

Weight: 16 oz

Figs · **Figs (dried)** · · · · · · · · · ·

5g CARBS	21 CALS	0g FAT	1g FIBER

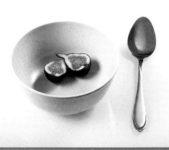

Weight: 1 oz

18g CARBS	71 CALS	0g FAT	3g FIBER

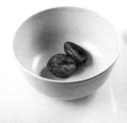

Weight: 1 oz

11g CARBS	42 CALS	0g FAT	2g FIBER

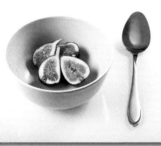

Weight: 2 oz

54g CARBS	212 CALS	1g FAT	8g FIBER

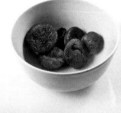

Weight: 3 oz

16g CARBS	63 CALS	0g FAT	2g FIBER

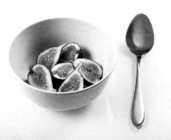

Weight: 3 oz

91g CARBS	353 CALS	1g FAT	14g FIBER

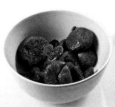

Weight: 5 oz   **1 cup**

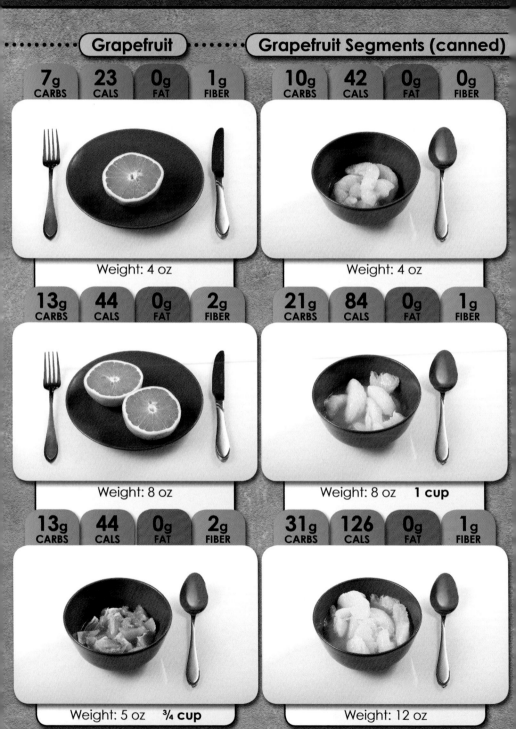

Grapefruit

| 7g CARBS | 23 CALS | 0g FAT | 1g FIBER |

Weight: 4 oz

| 13g CARBS | 44 CALS | 0g FAT | 2g FIBER |

Weight: 8 oz

| 13g CARBS | 44 CALS | 0g FAT | 2g FIBER |

Weight: 5 oz   **¾ cup**

Grapefruit Segments (canned)

| 10g CARBS | 42 CALS | 0g FAT | 0g FIBER |

Weight: 4 oz

| 21g CARBS | 84 CALS | 0g FAT | 1g FIBER |

Weight: 8 oz   **1 cup**

| 31g CARBS | 126 CALS | 0g FAT | 1g FIBER |

Weight: 12 oz

Grapes (seedless)

10g CARBS	39 CALS	0g FAT	1g FIBER

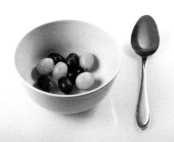

Weight: 2 oz

21g CARBS	78 CALS	0g FAT	1g FIBER

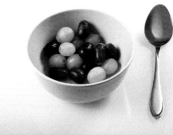

Weight: 4 oz

31g CARBS	117 CALS	0g FAT	2g FIBER

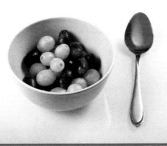

Weight: 6 oz   **1 cup**

41g CARBS	156 CALS	0g FAT	2g FIBER

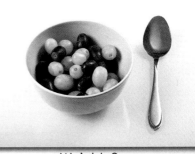

Weight: 8 oz

51g CARBS	196 CALS	0g FAT	3g FIBER

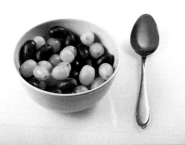

Weight: 10 oz

62g CARBS	235 CALS	1g FAT	3g FIBER

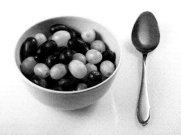

Weight: 12 oz

Honeydew

13g CARBS	51 CALS	0g FAT	1g FIBER

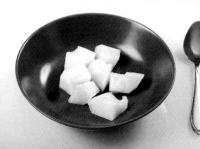

Weight: 5 oz **1 cup**

26g CARBS	102 CALS	0g FAT	2g FIBER

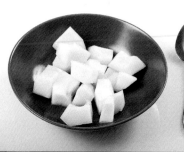

Weight: 10 oz

39g CARBS	153 CALS	1g FAT	3g FIBER

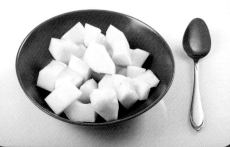

Weight: 15 oz

Kiwi

6g CARBS	24 CALS	0g FAT	1g FIBER

Weight: 2 oz

6g CARBS	24 CALS	0g FAT	1g FIBER

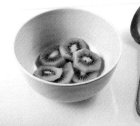

Weight: 1¾ oz (1 kiwi)

13g CARBS	49 CALS	0g FAT	2g FIBER

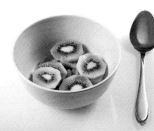

Weight: 3½ oz (2 kiwis)

Mango

11g	43	0g	1g
CARBS	CALS	FAT	FIBER

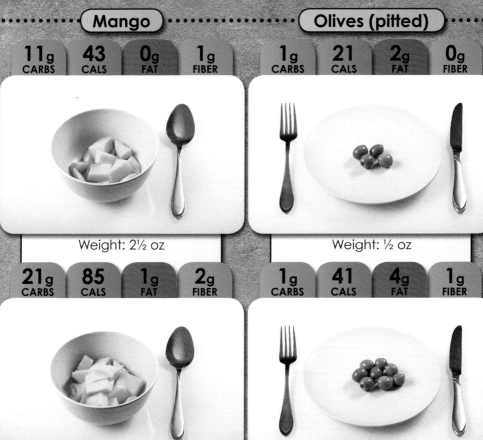

Weight: 2½ oz

21g	85	1g	2g
CARBS	CALS	FAT	FIBER

Weight: 5 oz   **1 cup**

32g	128	1g	3g
CARBS	CALS	FAT	FIBER

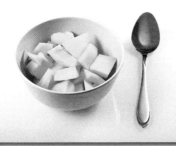

Weight: 7½ oz

Olives (pitted)

1g	21	2g	0g
CARBS	CALS	FAT	FIBER

Weight: ½ oz

1g	41	4g	1g
CARBS	CALS	FAT	FIBER

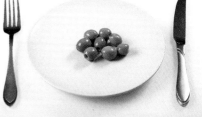

Weight: 1 oz

2g	82	9g	2g
CARBS	CALS	FAT	FIBER

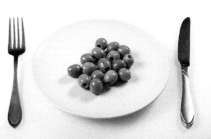

Weight: 2 oz   **½ cup**

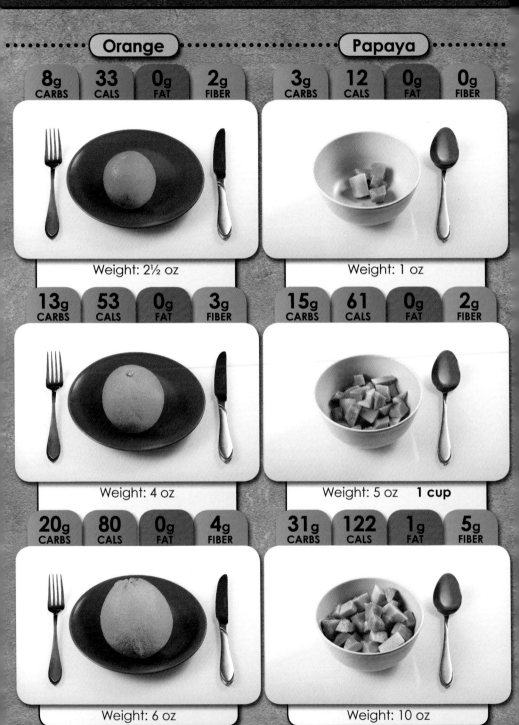

Orange

8g CARBS	**33** CALS	**0g** FAT	**2g** FIBER

Weight: 2½ oz

13g CARBS	**53** CALS	**0g** FAT	**3g** FIBER

Weight: 4 oz

20g CARBS	**80** CALS	**0g** FAT	**4g** FIBER

Weight: 6 oz

Papaya

3g CARBS	**12** CALS	**0g** FAT	**0g** FIBER

Weight: 1 oz

15g CARBS	**61** CALS	**0g** FAT	**2g** FIBER

Weight: 5 oz   **1 cup**

31g CARBS	**122** CALS	**1g** FAT	**5g** FIBER

Weight: 10 oz

Plum

6g	26	0g	1g
CARBS	CALS	FAT	FIBER

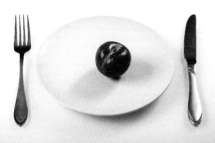

	CARBS	CALS	FAT	FIBER
2x	13g	52	0g	2g
3x	20g	78	1g	2g
4x	26g	104	1g	3g
Weight: 2 oz				

13g	52	0g	2g
CARBS	CALS	FAT	FIBER

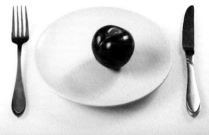

	CARBS	CALS	FAT	FIBER
2x	26g	104	1g	3g
3x	39g	157	1g	5g
4x	52g	209	1g	6g
Weight: 4 oz				

Peach

12g	50	0g	2g
CARBS	CALS	FAT	FIBER

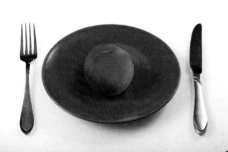

	CARBS	CALS	FAT	FIBER
2x	24g	100	1g	4g
3x	37g	149	1g	6g
4x	49g	199	1g	8g
Weight: 4½ oz				

19g	77	0g	3g
CARBS	CALS	FAT	FIBER

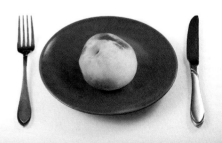

	CARBS	CALS	FAT	FIBER
2x	38g	155	1g	6g
3x	57g	232	2g	9g
4x	76g	310	2g	12g
Weight: 7 oz				

Peaches (canned)

13g CARBS	50 CALS	0g FAT	1g FIBER

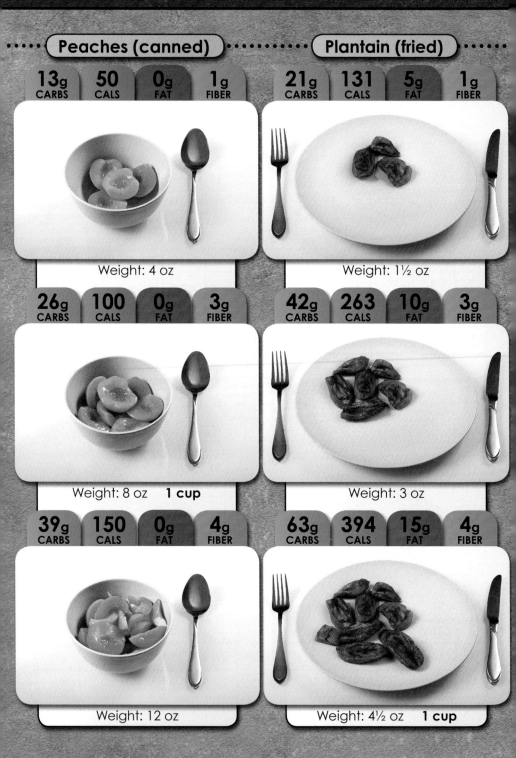

Weight: 4 oz

26g CARBS	100 CALS	0g FAT	3g FIBER

Weight: 8 oz **1 cup**

39g CARBS	150 CALS	0g FAT	4g FIBER

Weight: 12 oz

Plantain (fried)

21g CARBS	131 CALS	5g FAT	1g FIBER

Weight: 1½ oz

42g CARBS	263 CALS	10g FAT	3g FIBER

Weight: 3 oz

63g CARBS	394 CALS	15g FAT	4g FIBER

Weight: 4½ oz **1 cup**

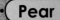

Pear   **Pears (canned)**

| 18g CARBS | 66 CALS | 0g FAT | 4g FIBER | | 15g CARBS | 57 CALS | 0g FAT | 2g FIBER |

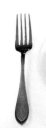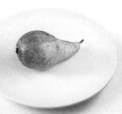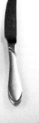   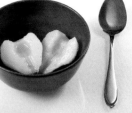

Weight: 4 oz   Weight: 4 oz

| 31g CARBS | 115 CALS | 0g FAT | 6g FIBER | | 29g CARBS | 113 CALS | 0g FAT | 4g FIBER |

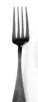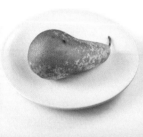   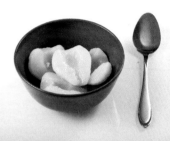

Weight: 7 oz   Weight: 8 oz   **1 cup**

| 44g CARBS | 164 CALS | 0g FAT | 9g FIBER | | 44g CARBS | 170 CALS | 0g FAT | 5g FIBER |

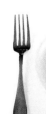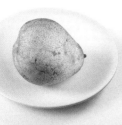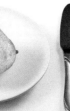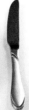   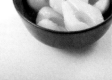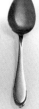

Weight: 10 oz   Weight: 12 oz

Pineapple

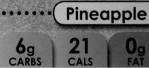

Pineapple (canned)

6g CARBS	21 CALS	0g FAT	1g FIBER

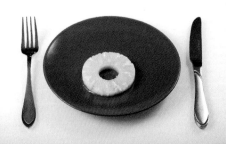

Weight: 1½ oz

18g CARBS	68 CALS	0g FAT	1g FIBER

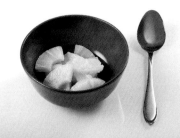

Weight: 4 oz

11g CARBS	43 CALS	0g FAT	1g FIBER

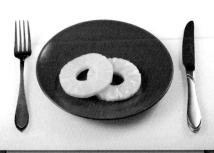

Weight: 3 oz

36g CARBS	136 CALS	0g FAT	2g FIBER

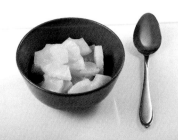

Weight: 8 oz **1 cup**

17g CARBS	64 CALS	0g FAT	2g FIBER

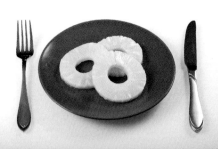

Weight: 4½ oz

53g CARBS	204 CALS	0g FAT	3g FIBER

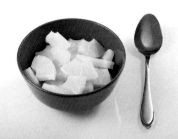

Weight: 12 oz

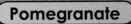

Pomegranate

8g CARBS	35 CALS	0g FAT	2g FIBER

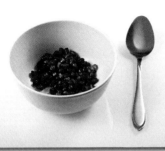

Weight: 1½ oz

16g CARBS	71 CALS	1g FAT	3g FIBER

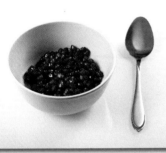

Weight: 3 oz   **1 cup**

24g CARBS	106 CALS	1g FAT	5g FIBER

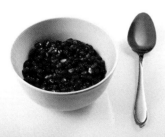

Weight: 4½ oz

Raisins

22g CARBS	85 CALS	0g FAT	1g FIBER

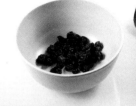

Weight: 1 oz

45g CARBS	170 CALS	0g FAT	2g FIBER

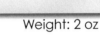

Weight: 2 oz   **½ cup**

67g CARBS	254 CALS	0g FAT	3g FIBER

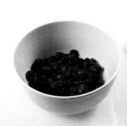

Weight: 3 oz

Raspberries

| 7g CARBS | 29 CALS | 0g FAT | 4g FIBER |

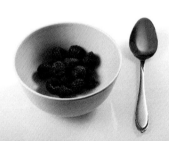

Weight: 2 oz

| 14g CARBS | 59 CALS | 1g FAT | 7g FIBER |

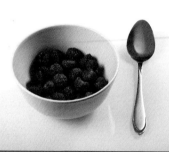

Weight: 4 oz **1 cup**

| 27g CARBS | 118 CALS | 1g FAT | 15g FIBER |

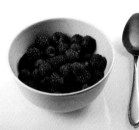

Weight: 8 oz

Rhubarb (stewed with sugar)

| 18g CARBS | 66 CALS | 0g FAT | 1g FIBER |

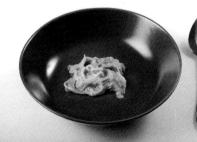

Weight: 2 oz

| 35g CARBS | 132 CALS | 0g FAT | 2g FIBER |

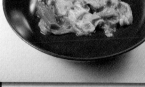

Weight: 4 oz ½ **cup**

| 53g CARBS | 197 CALS | 0g FAT | 3g FIBER |

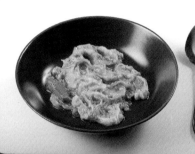

Weight: 6 oz

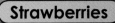

Strawberries

5g CARBS	**23** CALS	**0**g FAT	**1**g FIBER

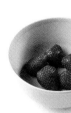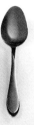

Weight: 2½ oz

11g CARBS	**45** CALS	**0**g FAT	**3**g FIBER

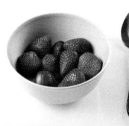

Weight: 5 oz   **1 cup**

22g CARBS	**91** CALS	**1**g FAT	**6**g FIBER

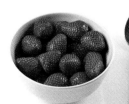

Weight: 10 oz   **2 cups**

Watermelon

5g CARBS	**21** CALS	**0**g FAT	**0**g FIBER

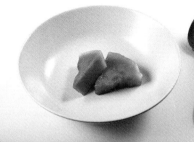

Weight: 2½ oz

11g CARBS	**43** CALS	**0**g FAT	**1**g FIBER

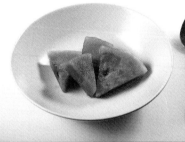

Weight: 5 oz

21g CARBS	**85** CALS	**0**g FAT	**1**g FIBER

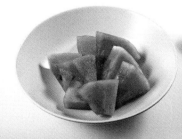

Weight: 10 oz

Ice Cream (whole)

10g CARBS	88 CALS	5g FAT	0g FIBER

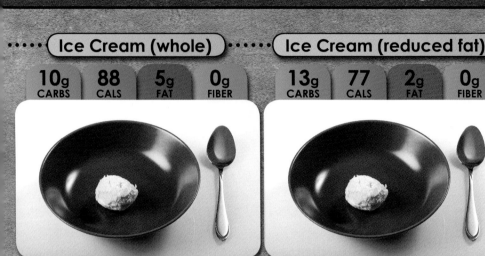

Weight: 1½ oz

20g CARBS	176 CALS	9g FAT	1g FIBER

Weight: 3 oz

30g CARBS	264 CALS	14g FAT	1g FIBER

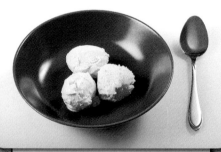

Weight: 4½ oz   **1 cup**

Ice Cream (reduced fat)

13g CARBS	77 CALS	2g FAT	0g FIBER

Weight: 1½ oz

25g CARBS	153 CALS	4g FAT	0g FIBER

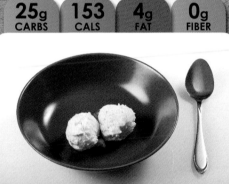

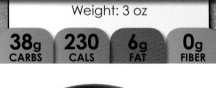

Weight: 3 oz

38g CARBS	230 CALS	6g FAT	0g FIBER

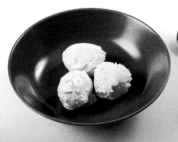

Weight: 4½ oz   **1 cup**

Ice Cream (fat free)

13g CARBS	59 CALS	0g FAT	0g FIBER

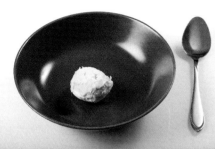

Weight: 1½ oz

26g CARBS	117 CALS	0g FAT	1g FIBER

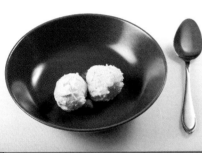

Weight: 3 oz

38g CARBS	176 CALS	0g FAT	1g FIBER

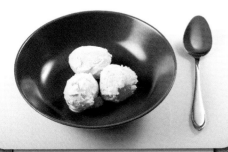

Weight: 4½ oz   **1 cup**

Sorbet

6g CARBS	23 CALS	0g FAT	0g FIBER

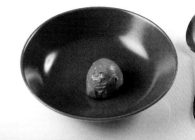

Weight: 1½ oz

11g CARBS	45 CALS	0g FAT	0g FIBER

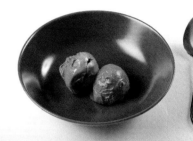

Weight: 3 oz

17g CARBS	68 CALS	0g FAT	0g FIBER

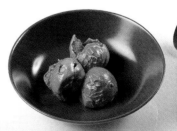

Weight: 4½ oz   **1 cup**

Chocolate & Nut Cone

24g CARBS	251 CALS	16g FAT	1g FIBER

Weight: 2½ oz

Cone

11g CARBS	59 CALS	1g FAT	0g FIBER

Weight: ½ oz

Ice Cream Bar

22g CARBS	308 CALS	23g FAT	1g FIBER

Weight: 3 oz

Mars® Ice Cream Bar

13g CARBS	118 CALS	7g FAT	0g FIBER

Weight: 1½ oz

Popsicle

8g CARBS	30 CALS	0g FAT	0g FIBER

Weight: 1½ oz

Strawberry Fruit Bar

21g CARBS	80 CALS	0g FAT	0g FIBER

Weight: 2½ oz

Frozen Yogurt (whole)

9g CARBS	54 CALS	2g FAT	0g FIBER

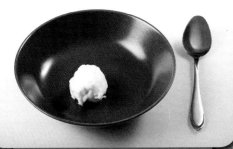

Weight: 1½ oz

18g CARBS	108 CALS	3g FAT	0g FIBER

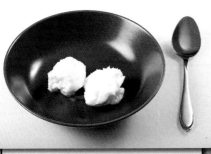

Weight: 3 oz

28g CARBS	162 CALS	5g FAT	0g FIBER

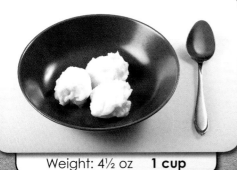

Weight: 4½ oz   **1 cup**

Frozen Yogurt (fat free)

8g CARBS	46 CALS	0g FAT	1g FIBER

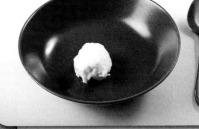

Weight: 1½ oz

17g CARBS	91 CALS	1g FAT	2g FIBER

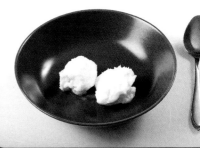

Weight: 3 oz

25g CARBS	137 CALS	1g FAT	3g FIBER

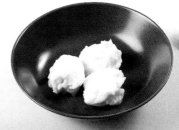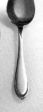

Weight: 4½ oz   **1 cup**

Plain Yogurt (whole)

| 8g CARBS | 104 CALS | 6g FAT | 0g FIBER | | 16g CARBS | 208 CALS | 11g FAT | 0g FIBER |

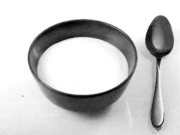

Weight: 6 oz   ¾ **cup**   Weight: 12 oz

Plain Yogurt (reduced fat)

| 12g CARBS | 107 CALS | 3g FAT | 0g FIBER | | 24g CARBS | 214 CALS | 5g FAT | 0g FIBER |

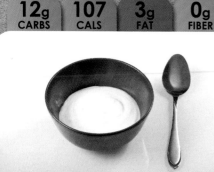
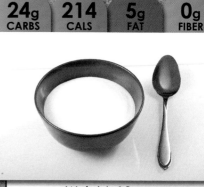

Weight: 6 oz   ¾ **cup**   Weight: 12 oz

Plain Yogurt (fat free)

| 13g CARBS | 95 CALS | 0g FAT | 0g FIBER | | 26g CARBS | 191 CALS | 1g FAT | 0g FIBER |

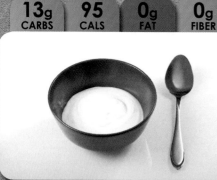

Weight: 6 oz   ¾ **cup**   Weight: 12 oz

Fruit Yogurt (whole)

| 33g CARBS | 194 CALS | 3g FAT | 0g FIBER | 66g CARBS | 388 CALS | 6g FAT | 0g FIBER |

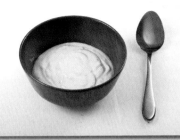

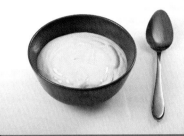

Weight: 6 oz   ¾ **cup**   Weight: 12 oz

Fruit Yogurt (reduced fat)

| 32g CARBS | 173 CALS | 2g FAT | 0g FIBER | 65g CARBS | 347 CALS | 4g FAT | 0g FIBER |

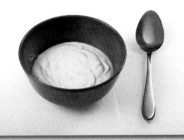

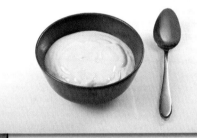

Weight: 6 oz   ¾ **cup**   Weight: 12 oz

Fruit Yogurt (fat free)

| 32g CARBS | 162 CALS | 0g FAT | 0g FIBER | 65g CARBS | 323 CALS | 1g FAT | 0g FIBER |

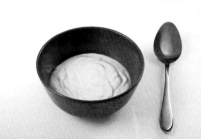

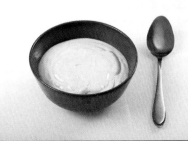

Weight: 6 oz   ¾ **cup**   Weight: 12 oz

Greek Yogurt (whole)

| 5g CARBS | 221 CALS | 17g FAT | 0g FIBER | | 10g CARBS | 442 CALS | 34g FAT | 0g FIBER |

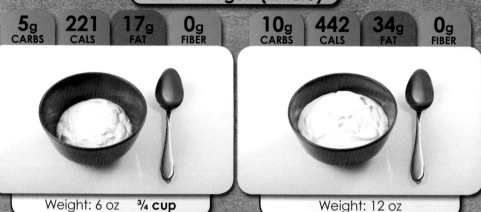

Weight: 6 oz ¾ **cup**   Weight: 12 oz

Greek Yogurt (reduced fat)

| 7g CARBS | 129 CALS | 4g FAT | 0g FIBER | | 14g CARBS | 259 CALS | 7g FAT | 0g FIBER |

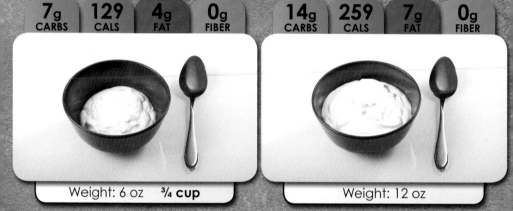

Weight: 6 oz ¾ **cup**   Weight: 12 oz

Greek Yogurt (fat free)

| 7g CARBS | 100 CALS | 0g FAT | 0g FIBER | | 14g CARBS | 201 CALS | 0g FAT | 0g FIBER |

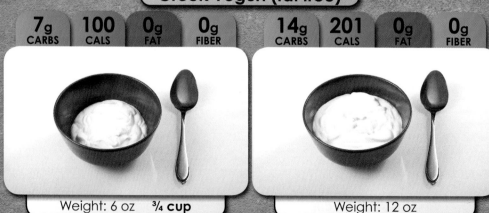

Weight: 6 oz ¾ **cup**   Weight: 12 oz

Goat's Milk Yogurt

4g CARBS	**71** CALS	**4g** FAT	**0g** FIBER

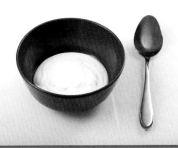

Weight: 4 oz

9g CARBS	**143** CALS	**9g** FAT	**0g** FIBER

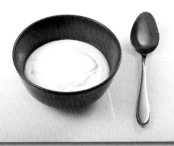

Weight: 8 oz   **1 cup**

13g CARBS	**214** CALS	**13g** FAT	**0g** FIBER

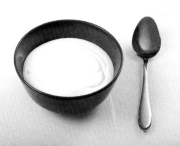

Weight: 12 oz

Soy Yogurt

11g CARBS	**75** CALS	**2g** FAT	**0g** FIBER

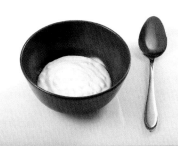

Weight: 4 oz

22g CARBS	**150** CALS	**4g** FAT	**1g** FIBER

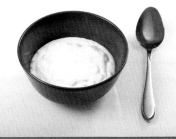

Weight: 8 oz   **1 cup**

33g CARBS	**225** CALS	**6g** FAT	**1g** FIBER

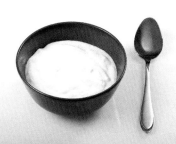

Weight: 12 oz

Chinese - Beef Chow Mein

| **43g** CARBS | **386** CALS | **17g** FAT | **1g** FIBER | **87g** CARBS | **771** CALS | **34g** FAT | **3g** FIBER |

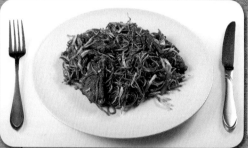 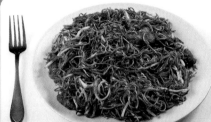

Weight: 10 oz | Weight: 20 oz

Chinese - Beef in Black Bean Sauce

| **18g** CARBS | **254** CALS | **9g** FAT | **2g** FIBER | **36g** CARBS | **508** CALS | **18g** FAT | **5g** FIBER |

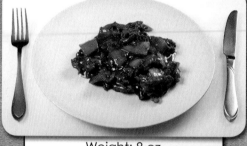 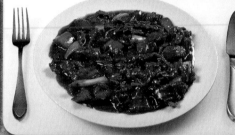

Weight: 8 oz | Weight: 16 oz

Chinese - Kung Pao Chicken

| **14g** CARBS | **256** CALS | **14g** FAT | **3g** FIBER | **27g** CARBS | **512** CALS | **28g** FAT | **6g** FIBER |

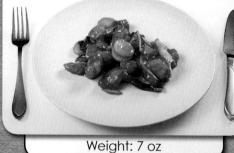 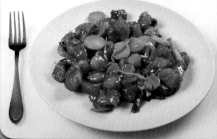

Weight: 7 oz | Weight: 14 oz

Chinese - Lemon Chicken

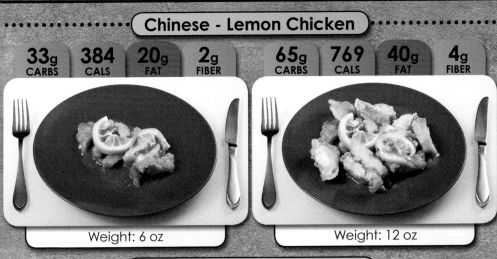

| 33g CARBS | 384 CALS | 20g FAT | 2g FIBER | | 65g CARBS | 769 CALS | 40g FAT | 4g FIBER |

Weight: 6 oz | Weight: 12 oz

Chinese - Szechuan Shrimp

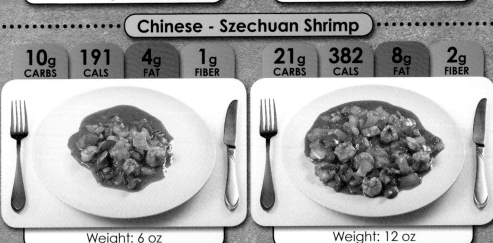

| 10g CARBS | 191 CALS | 4g FAT | 1g FIBER | | 21g CARBS | 382 CALS | 8g FAT | 2g FIBER |

Weight: 6 oz | Weight: 12 oz

Chinese - Spring Roll (vegetable)

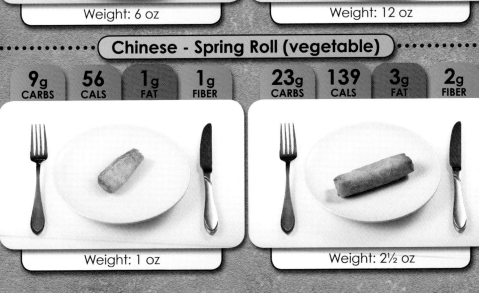

| 9g CARBS | 56 CALS | 1g FAT | 1g FIBER | | 23g CARBS | 139 CALS | 3g FAT | 2g FIBER |

Weight: 1 oz | Weight: 2½ oz

Indian - Onion Bhaji

| **6g** CARBS | **66** CALS | **5g** FAT | **2g** FIBER | | **19g** CARBS | **198** CALS | **14g** FAT | **5g** FIBER |

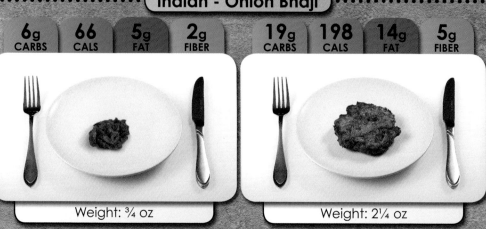

Weight: ¾ oz   Weight: 2¼ oz

Indian - Pakora

| **6g** CARBS | **50** CALS | **3g** FAT | **1g** FIBER | | **11g** CARBS | **100** CALS | **6g** FAT | **2g** FIBER |

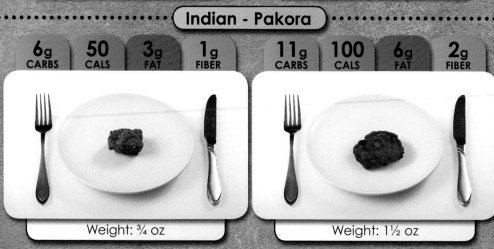

Weight: ¾ oz   Weight: 1½ oz

Indian - Samosa (lamb)

| **5g** CARBS | **77** CALS | **5g** FAT | **0g** FIBER | | **11g** CARBS | **154** CALS | **11g** FAT | **1g** FIBER |

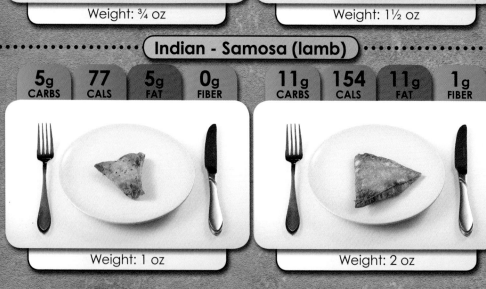

Weight: 1 oz   Weight: 2 oz

Indian - Chicken Korma

10g CARBS	**288** CALS	**13**g FAT	**1**g FIBER

21g CARBS	**576** CALS	**27**g FAT	**2**g FIBER

Weight: 8 oz

Weight: 16 oz

Indian - Lamb Rogan Josh

9g CARBS	**253** CALS	**15**g FAT	**2**g FIBER

17g CARBS	**507** CALS	**31**g FAT	**4**g FIBER

Weight: 6 oz

Weight: 12 oz

Indian - Shrimp Bhuna

8g CARBS	**199** CALS	**14**g FAT	**4**g FIBER

16g CARBS	**398** CALS	**29**g FAT	**9**g FIBER

Weight: 6 oz

Weight: 12 oz

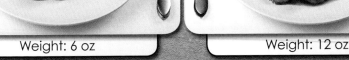

Thai - Chicken Satay

2g CARBS	**84** CALS	**4g** FAT	**0g** FIBER

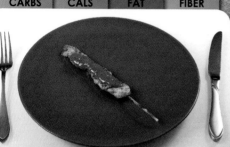

1 oz chicken, ½ oz sauce

3g CARBS	**168** CALS	**9g** FAT	**1g** FIBER

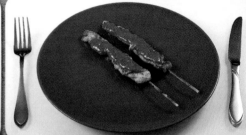

2 oz chicken, 1 oz sauce

Thai - Green Curry (chicken)

9g CARBS	**276** CALS	**15g** FAT	**2g** FIBER

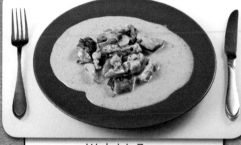

Weight: 7 oz

17g CARBS	**552** CALS	**29g** FAT	**4g** FIBER

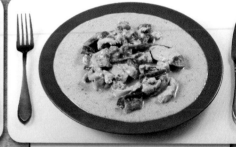

Weight: 14 oz

Thai - Massaman Curry (beef)

20g CARBS	**229** CALS	**9g** FAT	**3g** FIBER

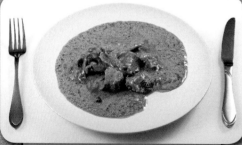

Weight: 7 oz

41g CARBS	**459** CALS	**17g** FAT	**7g** FIBER

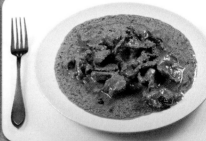

Weight: 14 oz

Thai - Noodle Salad (shrimp)

| **35g** CARBS | **198** CALS | **2g** FAT | **4g** FIBER | | **69g** CARBS | **397** CALS | **4g** FAT | **7g** FIBER |

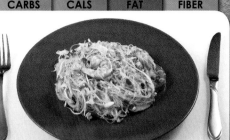

Weight: 7 oz

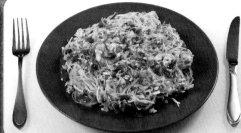

Weight: 14 oz

Thai - Phad Thai (chicken & shrimp)

| **58g** CARBS | **367** CALS | **10g** FAT | **2g** FIBER | | **115g** CARBS | **735** CALS | **19g** FAT | **5g** FIBER |

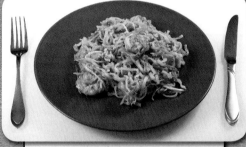

Weight: 8 oz

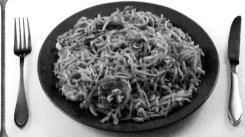

Weight: 16 oz

Thai - Tom Yum Soup

| **3g** CARBS | **122** CALS | **8g** FAT | **1g** FIBER | | **6g** CARBS | **244** CALS | **16g** FAT | **3g** FIBER |

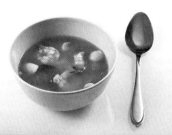

Weight: 10 oz   **1½ cups**

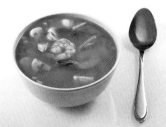

Weight: 20 oz

Baked Ziti

26g CARBS	273 CALS	14g FAT	2g FIBER

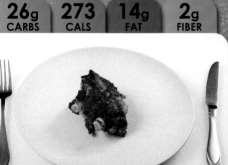

Weight: 4 oz

52g CARBS	546 CALS	29g FAT	5g FIBER

Weight: 8 oz

77g CARBS	818 CALS	43g FAT	7g FIBER

Weight: 12 oz

103g CARBS	1091 CALS	57g FAT	9g FIBER

Weight: 16 oz

129g CARBS	1364 CALS	72g FAT	11g FIBER

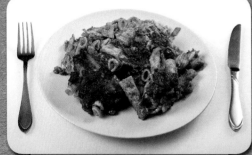

Weight: 20 oz

155g CARBS	1637 CALS	86g FAT	14g FIBER

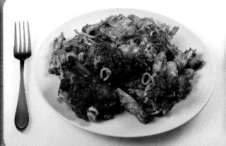

Weight: 24 oz

Beef Stew

9g CARBS	112 CALS	6g FAT	1g FIBER

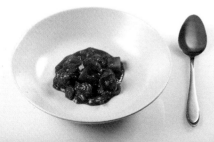

Weight: 4 oz

18g CARBS	225 CALS	13g FAT	2g FIBER

Weight: 8 oz   **1 cup**

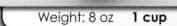

27g CARBS	337 CALS	19g FAT	3g FIBER

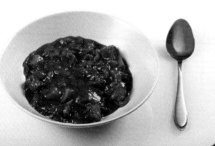

Weight: 12 oz

36g CARBS	449 CALS	25g FAT	4g FIBER

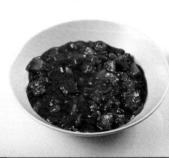

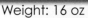

Weight: 16 oz

45g CARBS	561 CALS	31g FAT	5g FIBER

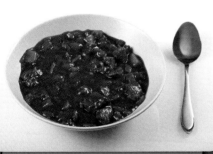

Weight: 20 oz

53g CARBS	674 CALS	38g FAT	6g FIBER

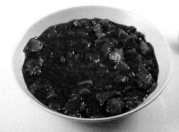

Weight: 24 oz

Beef Stroganoff with Noodles

16g CARBS	**304** CALS	**19**g FAT	**2**g FIBER

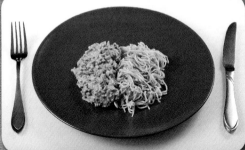

3 oz stroganoff, 1½ oz noodles

32g CARBS	**607** CALS	**37**g FAT	**4**g FIBER

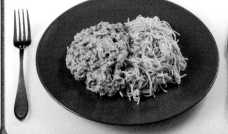

6 oz stroganoff, 3 oz noodles

48g CARBS	**911** CALS	**56**g FAT	**6**g FIBER

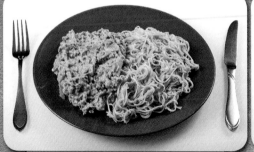

9 oz stroganoff, 4½ oz noodles

63g CARBS	**1214** CALS	**74**g FAT	**8**g FIBER

12 oz stroganoff, 6 oz noodles

79g CARBS	**1518** CALS	**93**g FAT	**10**g FIBER

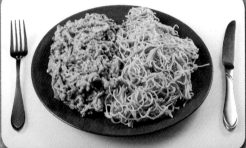

15 oz stroganoff, 7½ oz noodles

95g CARBS	**1822** CALS	**112**g FAT	**12**g FIBER

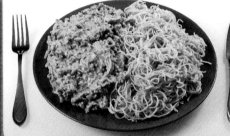

18 oz stroganoff, 9 oz noodles

Cheeseburger Macaroni

15g CARBS	179 CALS	8g FAT	0g FIBER

31g CARBS	358 CALS	16g FAT	1g FIBER

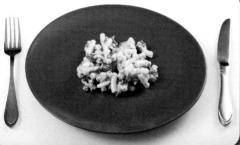

Weight: 4 oz

Weight: 8 oz

46g CARBS	538 CALS	24g FAT	1g FIBER

62g CARBS	717 CALS	32g FAT	2g FIBER

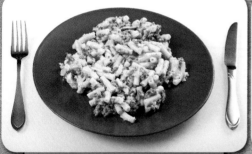

Weight: 12 oz

Weight: 16 oz

77g CARBS	896 CALS	40g FAT	2g FIBER

93g CARBS	1075 CALS	48g FAT	3g FIBER

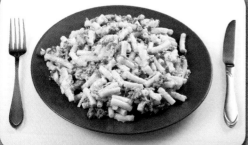
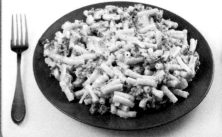

Weight: 20 oz

Weight: 24 oz

Chicken & Dumplings

16g CARBS	**186** CALS	**7g** FAT	**1g** FIBER

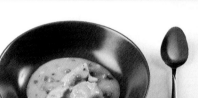

4 oz chicken, 2 oz dumplings

32g CARBS	**372** CALS	**15g** FAT	**2g** FIBER

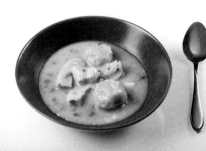

8 oz chicken, 4 oz dumplings

47g CARBS	**558** CALS	**22g** FAT	**3g** FIBER

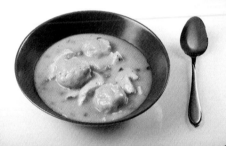

12 oz chicken, 6 oz dumplings

63g CARBS	**744** CALS	**30g** FAT	**5g** FIBER

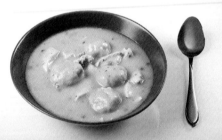

16 oz chicken, 8 oz dumplings

79g CARBS	**930** CALS	**37g** FAT	**6g** FIBER

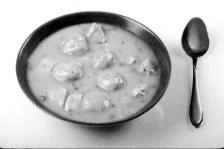

20 oz chicken, 10 oz dumplings

95g CARBS	**1116** CALS	**45g** FAT	**7g** FIBER

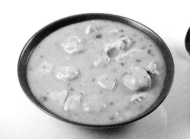

24 oz chicken, 12 oz dumplings

Chicken Broccoli Alfredo Pasta

17g CARBS	182 CALS	7g FAT	1g FIBER

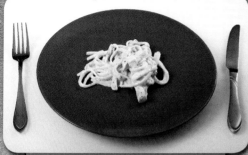
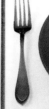

Weight: 4 oz

35g CARBS	363 CALS	14g FAT	2g FIBER

Weight: 8 oz

52g CARBS	545 CALS	20g FAT	3g FIBER

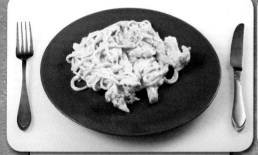

Weight: 12 oz

69g CARBS	726 CALS	27g FAT	4g FIBER

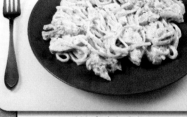

Weight: 16 oz

86g CARBS	908 CALS	34g FAT	5g FIBER

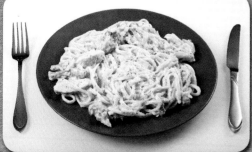

Weight: 20 oz

104g CARBS	1089 CALS	41g FAT	6g FIBER

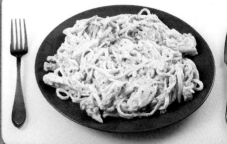

Weight: 24 oz

Chicken Curry with White Rice

10g CARBS	155 CALS	9g FAT	1g FIBER

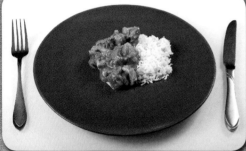

4 oz curry, 1 oz rice

33g CARBS	396 CALS	19g FAT	1g FIBER

9 oz curry, 3½ oz rice

55g CARBS	607 CALS	28g FAT	2g FIBER

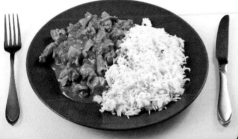

13 oz curry, 6 oz rice

74g CARBS	814 CALS	38g FAT	3g FIBER

17½ oz curry, 8 oz rice

93g CARBS	1021 CALS	47g FAT	4g FIBER

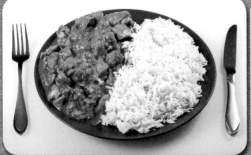

22 oz curry, 10 oz rice

116g CARBS	1291 CALS	60g FAT	5g FIBER

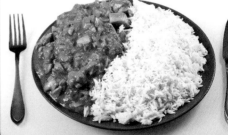

28 oz curry, 12½ oz rice

Chicken Fried Steak

19g CARBS	554 CALS	44g FAT	1g FIBER

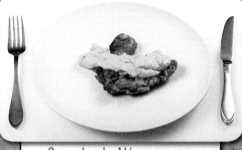

3 oz steak, 1½ oz sauce

43g CARBS	1278 CALS	101g FAT	1g FIBER

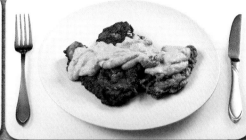

7 oz steak, 3 oz sauce

Chicken Parmesan

40g CARBS	782 CALS	42g FAT	4g FIBER

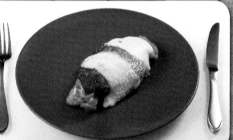

Weight: 10 oz

71g CARBS	1407 CALS	76g FAT	8g FIBER

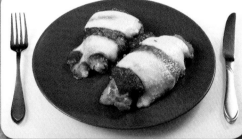

Weight: 18 oz

Chicken Pot Pie

39g CARBS	364 CALS	18g FAT	2g FIBER

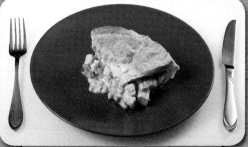

Weight: 6 oz

78g CARBS	728 CALS	37g FAT	4g FIBER

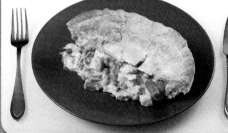

Weight: 12 oz

Chili con Carne

7g CARBS	86 CALS	3g FAT	4g FIBER

Weight: 3 oz

15g CARBS	172 CALS	6g FAT	8g FIBER

Weight: 6 oz

22g CARBS	258 CALS	8g FAT	11g FIBER

Weight: 9 oz   **1 cup**

29g CARBS	344 CALS	11g FAT	15g FIBER

Weight: 12 oz

37g CARBS	429 CALS	14g FAT	19g FIBER

Weight: 15 oz

44g CARBS	515 CALS	17g FAT	23g FIBER

Weight: 18 oz

Gumbo (sausage, chicken & shrimp)

5g CARBS	**118** CALS	**7g** FAT	**1g** FIBER

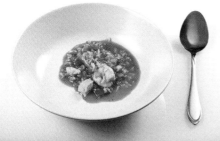

Weight: 3 oz

10g CARBS	**237** CALS	**13g** FAT	**1g** FIBER

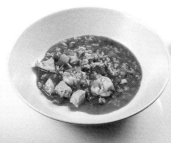

Weight: 6 oz

14g CARBS	**355** CALS	**20g** FAT	**2g** FIBER

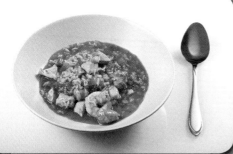

Weight: 9 oz   **1 cup**

19g CARBS	**473** CALS	**27g** FAT	**2g** FIBER

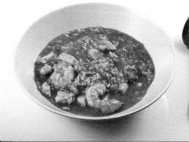

Weight: 12 oz

24g CARBS	**591** CALS	**33g** FAT	**3g** FIBER

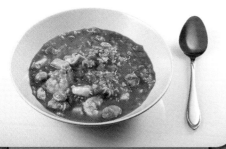

Weight: 15 oz

29g CARBS	**710** CALS	**40g** FAT	**3g** FIBER

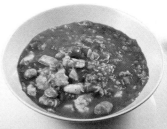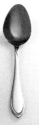

Weight: 18 oz

Jambalaya (shrimp & sausage)

13g CARBS	**161** CALS	**8g** FAT	**0g** FIBER

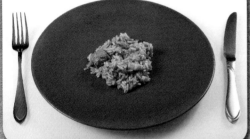

Weight: 3 oz

26g CARBS	**322** CALS	**16g** FAT	**0g** FIBER

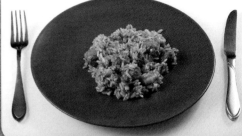

Weight: 6 oz

39g CARBS	**484** CALS	**25g** FAT	**1g** FIBER

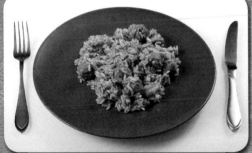

Weight: 9 oz

52g CARBS	**645** CALS	**33g** FAT	**1g** FIBER

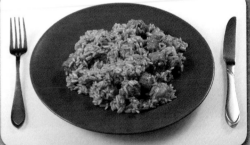

Weight: 12 oz

65g CARBS	**806** CALS	**41g** FAT	**1g** FIBER

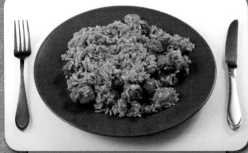

Weight: 15 oz   **2 cups**

78g CARBS	**967** CALS	**49g** FAT	**1g** FIBER

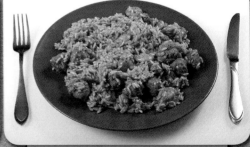

Weight: 18 oz

Lasagna

| **15g** CARBS | **144** CALS | **5g** FAT | **1g** FIBER |

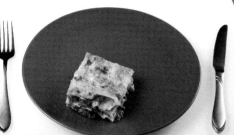
Weight: 4 oz

| **29g** CARBS | **288** CALS | **11g** FAT | **3g** FIBER |

Weight: 8 oz

| **44g** CARBS | **432** CALS | **16g** FAT | **4g** FIBER |

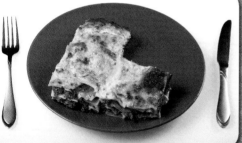
Weight: 12 oz

| **58g** CARBS | **576** CALS | **21g** FAT | **5g** FIBER |

Weight: 16 oz

| **73g** CARBS | **720** CALS | **27g** FAT | **7g** FIBER |

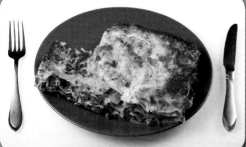
Weight: 20 oz

| **88g** CARBS | **864** CALS | **32g** FAT | **8g** FIBER |

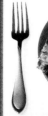
Weight: 24 oz

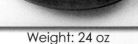

Lentil Curry with Brown Rice

19g CARBS	178 CALS	10g FAT	4g FIBER

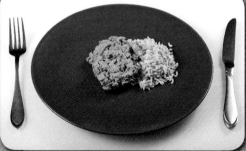

3½ oz curry, 1 oz rice

46g CARBS	383 CALS	18g FAT	9g FIBER

6½ oz curry, 3½ oz rice

71g CARBS	593 CALS	28g FAT	14g FIBER

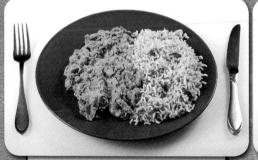

10 oz curry, 5½ oz rice

96g CARBS	803 CALS	38g FAT	18g FIBER

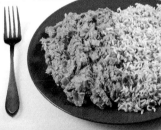

13½ oz curry, 7½ oz rice

125g CARBS	1029 CALS	48g FAT	23g FIBER

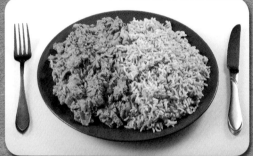

17 oz curry, 10 oz rice

148g CARBS	1218 CALS	56g FAT	28g FIBER

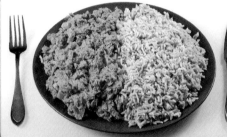

20 oz curry, 12 oz rice

Macaroni Cheese

21g CARBS	147 CALS	5g FAT	1g FIBER

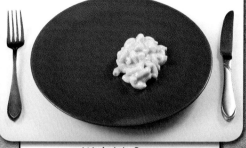

Weight: 3 oz

38g CARBS	270 CALS	9g FAT	2g FIBER

Weight: 5½ oz

55g CARBS	392 CALS	13g FAT	3g FIBER

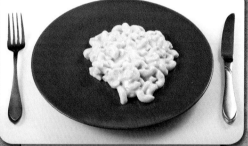

Weight: 8 oz   **1 cup**

76g CARBS	539 CALS	18g FAT	4g FIBER

Weight: 11 oz

93g CARBS	662 CALS	22g FAT	5g FIBER

Weight: 13½ oz

114g CARBS	809 CALS	27g FAT	6g FIBER

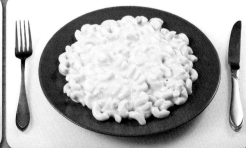

Weight: 16½ oz

Meatloaf

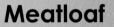

15g CARBS	**373** CALS	**20g** FAT	**2g** FIBER

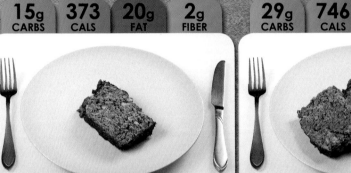

Weight: 4 oz

29g CARBS	**746** CALS	**40g** FAT	**4g** FIBER

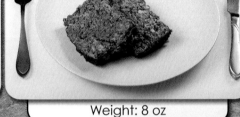

Weight: 8 oz

44g CARBS	**1119** CALS	**60g** FAT	**6g** FIBER

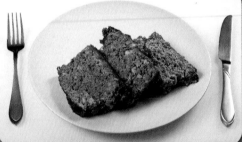

Weight: 12 oz

59g CARBS	**1492** CALS	**80g** FAT	**8g** FIBER

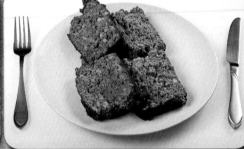

Weight: 16 oz

73g CARBS	**1865** CALS	**100g** FAT	**10g** FIBER

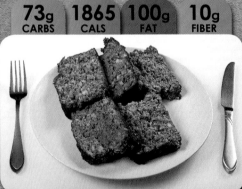

Weight: 20 oz

88g CARBS	**2238** CALS	**120g** FAT	**12g** FIBER

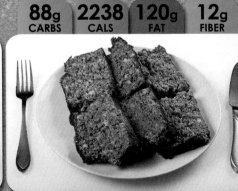

Weight: 24 oz

Chimichanga (beef)

63g CARBS	623 CALS	29g FAT	3g FIBER

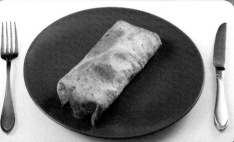

Weight: 9 oz

Huevos Rancheros

37g CARBS	373 CALS	17g FAT	8g FIBER

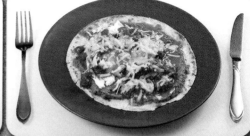

Weight: 10 oz

Enchilada (beef)

36g CARBS	381 CALS	21g FAT	3g FIBER

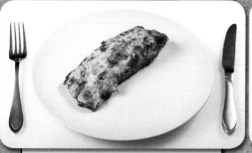

Weight: 8 oz

72g CARBS	762 CALS	42g FAT	5g FIBER

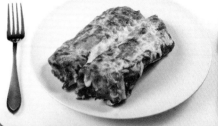

Weight: 16 oz

Fajita (chicken)

32g CARBS	298 CALS	14g FAT	2g FIBER

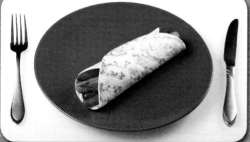

Weight: 5 oz

64g CARBS	595 CALS	27g FAT	3g FIBER

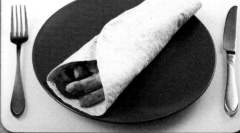

Weight: 10 oz

Mushroom Risotto

21g CARBS	**160** CALS	**7**g FAT	**3**g FIBER

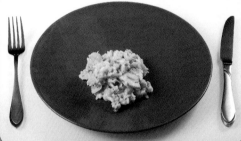

Weight: 4 oz

43g CARBS	**320** CALS	**14**g FAT	**5**g FIBER

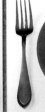

Weight: 8 oz **1 cup**

64g CARBS	**480** CALS	**21**g FAT	**8**g FIBER

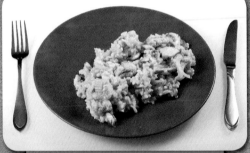

Weight: 12 oz

85g CARBS	**640** CALS	**29**g FAT	**11**g FIBER

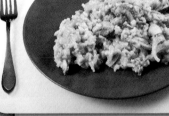

Weight: 16 oz

107g CARBS	**799** CALS	**36**g FAT	**14**g FIBER

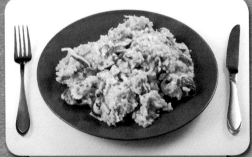

Weight: 20 oz

128g CARBS	**959** CALS	**43**g FAT	**16**g FIBER

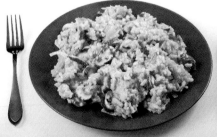

Weight: 24 oz

Nachos (beef & bean)

22g CARBS	**221** CALS	**12**g FAT	**4**g FIBER

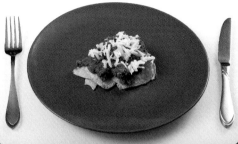

Weight: 3½ oz

43g CARBS	**443** CALS	**24**g FAT	**8**g FIBER

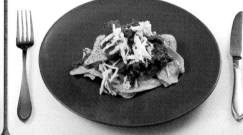

Weight: 7 oz

65g CARBS	**664** CALS	**36**g FAT	**12**g FIBER

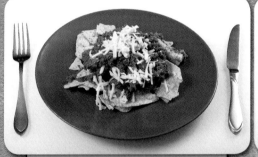

Weight: 10½ oz

87g CARBS	**885** CALS	**48**g FAT	**16**g FIBER

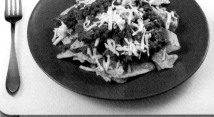

Weight: 14 oz

109g CARBS	**1106** CALS	**60**g FAT	**20**g FIBER

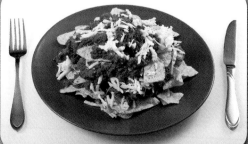

Weight: 17½ oz

130g CARBS	**1328** CALS	**72**g FAT	**24**g FIBER

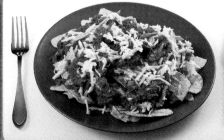

Weight: 21 oz

Penne Arrabiata

18g CARBS	121 CALS	4g FAT	2g FIBER

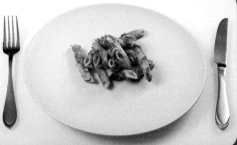

Weight: 3 oz

35g CARBS	243 CALS	7g FAT	4g FIBER

Weight: 6 oz

53g CARBS	364 CALS	11g FAT	5g FIBER

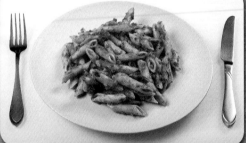
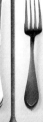

Weight: 9 oz

70g CARBS	486 CALS	15g FAT	7g FIBER

Weight: 12 oz

88g CARBS	607 CALS	18g FAT	9g FIBER

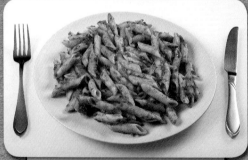

Weight: 15 oz

106g CARBS	729 CALS	22g FAT	11g FIBER

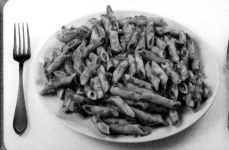

Weight: 18 oz

Pizza (chicken, 13" self-rising crust)

28g CARBS	187 CALS	5g FAT	2g FIBER

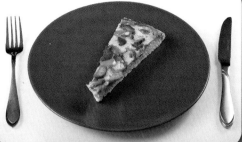

	CARBS	CALS	FAT	FIBER
2x	56g	374	11g	3g
3x	84g	561	16g	5g
4x	112g	748	22g	6g
Weight: 3 oz				

56g CARBS	374 CALS	11g FAT	3g FIBER

	CARBS	CALS	FAT	FIBER
2x	112g	748	21g	6g
3x	168g	1123	32g	9g
4x	224g	1497	43g	12g
Weight: 6 oz				

84g CARBS	561 CALS	16g FAT	5g FIBER

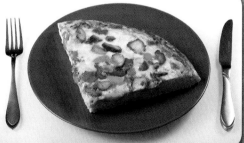
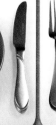

	CARBS	CALS	FAT	FIBER
2x	168g	1123	32g	9g
3x	252g	1684	48g	14g
4x	336g	2245	64g	18g
Weight: 9 oz				

112g CARBS	748 CALS	21g FAT	6g FIBER

	CARBS	CALS	FAT	FIBER
2x	224g	1497	43g	12g
3x	336g	2245	64g	18g
4x	448g	2994	86g	24g
Weight: 12 oz				

Pizza (pepperoni, 13" thin crust)

16g CARBS	**145** CALS	**6g** FAT	**1g** FIBER

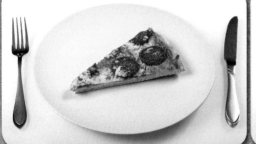

	CARBS	CALS	FAT	FIBER
2x	32g	289	13g	2g
3x	48g	434	19g	3g
4x	64g	578	26g	4g
Weight: 2 oz				

32g CARBS	**289** CALS	**13g** FAT	**2g** FIBER

	CARBS	CALS	FAT	FIBER
2x	64g	578	26g	4g
3x	96g	868	38g	6g
4x	128g	1157	51g	8g
Weight: 4 oz				

48g CARBS	**434** CALS	**19g** FAT	**3g** FIBER

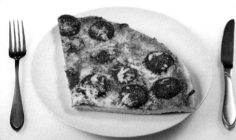
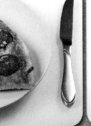

	CARBS	CALS	FAT	FIBER
2x	96g	867	38g	6g
3x	143g	1301	58g	9g
4x	191g	1735	77g	12g
Weight: 6 oz				

64g CARBS	**578** CALS	**26g** FAT	**4g** FIBER

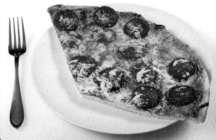

	CARBS	CALS	FAT	FIBER
2x	127g	1157	51g	8g
3x	191g	1735	77g	12g
4x	255g	2313	102g	16g
Weight: 8 oz				

Calzone (meat & cheese)

66g CARBS	694 CALS	35g FAT	3g FIBER

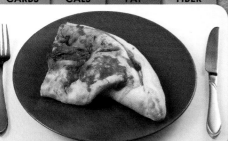

Weight: 10 oz

144g CARBS	1527 CALS	78g FAT	7g FIBER

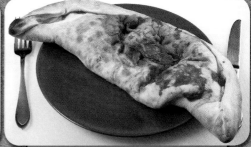

Weight: 22 oz

Eggplant Parmesan

23g CARBS	408 CALS	28g FAT	5g FIBER

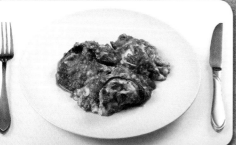

Weight: 9 oz

46g CARBS	816 CALS	56g FAT	10g FIBER

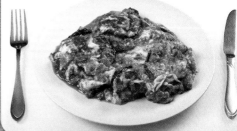

Weight: 18 oz

Sloppy Joes

48g CARBS	602 CALS	30g FAT	4g FIBER

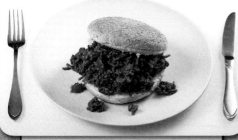

3 oz roll, 8 oz meat

51g CARBS	785 CALS	43g FAT	5g FIBER

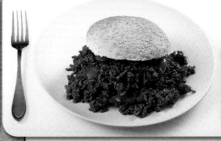

3 oz roll, 12 oz meat

Quiche Lorraine, Coleslaw & Salad

23g CARBS	444 CALS	37g FAT	2g FIBER

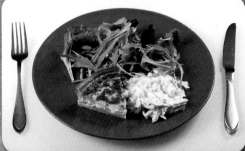

2½ oz quiche, 2½ oz coleslaw

38g CARBS	708 CALS	56g FAT	3g FIBER

5 oz quiche, 2½ oz coleslaw

56g CARBS	1063 CALS	85g FAT	4g FIBER

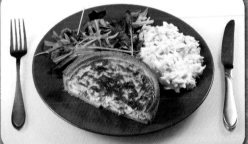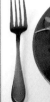

7 oz quiche, 4½ oz coleslaw

71g CARBS	1324 CALS	104g FAT	5g FIBER

9½ oz quiche, 4½ oz coleslaw

91g CARBS	1716 CALS	137g FAT	7g FIBER

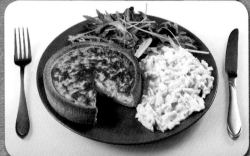

11½ oz quiche, 7 oz coleslaw

106g CARBS	1978 CALS	156g FAT	7g FIBER

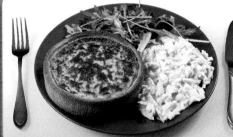

14 oz quiche, 7 oz coleslaw

Shepherd's Pie

15g CARBS	**126** CALS	**6**g FAT	**1**g FIBER

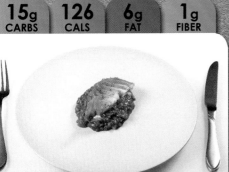

Weight: 4 oz

30g CARBS	**252** CALS	**12**g FAT	**3**g FIBER

Weight: 8 oz

45g CARBS	**378** CALS	**18**g FAT	**4**g FIBER

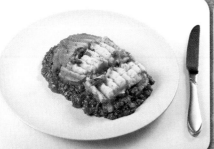

Weight: 12 oz

59g CARBS	**503** CALS	**24**g FAT	**5**g FIBER

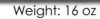

Weight: 16 oz

74g CARBS	**629** CALS	**31**g FAT	**7**g FIBER

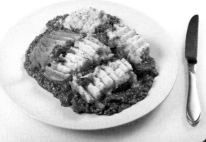

Weight: 20 oz

89g CARBS	**755** CALS	**37**g FAT	**8**g FIBER

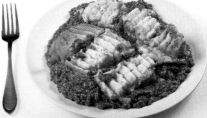

Weight: 24 oz

Shrimp Creole with White Rice

24g CARBS	186 CALS	5g FAT	1g FIBER

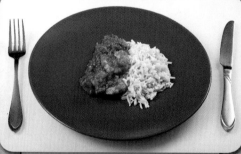

4 oz creole, 2 oz rice

48g CARBS	373 CALS	10g FAT	3g FIBER

8 oz creole, 4 oz rice

72g CARBS	559 CALS	14g FAT	4g FIBER

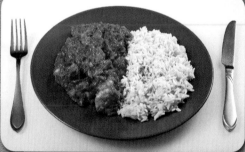
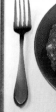

12 oz creole, 6 oz rice

96g CARBS	746 CALS	19g FAT	6g FIBER

16 oz creole, 8 oz rice

120g CARBS	932 CALS	24g FAT	7g FIBER

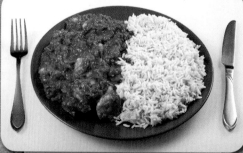

20 oz creole, 10 oz rice

144g CARBS	1119 CALS	29g FAT	9g FIBER

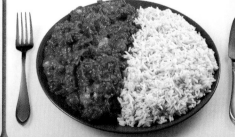

24 oz creole, 12 oz rice

Spaghetti Bolognese

21g CARBS	272 CALS	14g FAT	2g FIBER

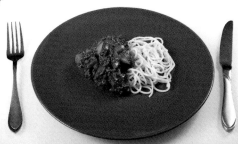

2 oz spag, 4 oz bolognese

42g CARBS	544 CALS	27g FAT	4g FIBER

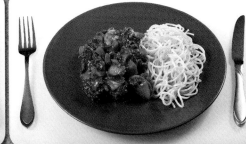

4 oz spag, 8 oz bolognese

64g CARBS	816 CALS	41g FAT	6g FIBER

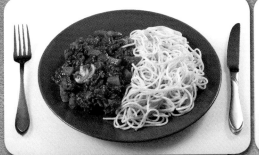

6 oz spag, 12 oz bolognese

85g CARBS	1089 CALS	55g FAT	8g FIBER

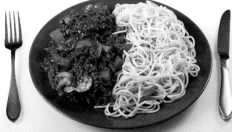

8 oz spag, 16 oz bolognese

106g CARBS	1361 CALS	68g FAT	10g FIBER

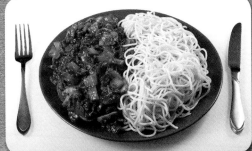

10 oz spag, 20 oz bolognese

127g CARBS	1633 CALS	82g FAT	12g FIBER

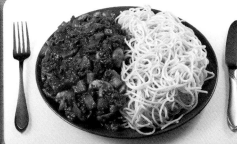

12 oz spag, 24 oz bolognese

Stir-fry (chicken)

5g CARBS	76 CALS	2g FAT	1g FIBER

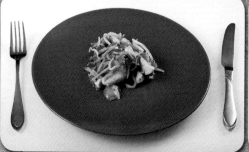

Weight: 3 oz

10g CARBS	152 CALS	4g FAT	2g FIBER

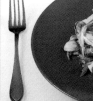

Weight: 6 oz

15g CARBS	228 CALS	6g FAT	3g FIBER

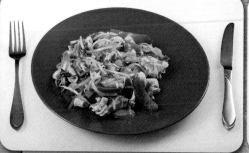

Weight: 9 oz

20g CARBS	304 CALS	8g FAT	5g FIBER

Weight: 12 oz

25g CARBS	380 CALS	10g FAT	6g FIBER

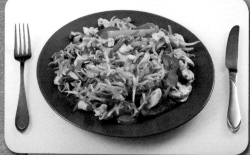

Weight: 15 oz

31g CARBS	456 CALS	12g FAT	7g FIBER

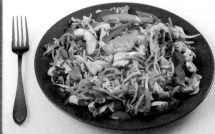

Weight: 18 oz

Sweet & Sour Pork with White Rice

26g CARBS	**224** CALS	**7**g FAT	**1**g FIBER

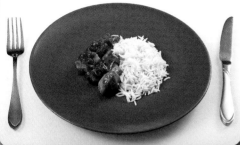

3 oz pork, 2 oz rice

53g CARBS	**448** CALS	**15**g FAT	**2**g FIBER

6 oz pork, 4 oz rice

79g CARBS	**673** CALS	**22**g FAT	**3**g FIBER

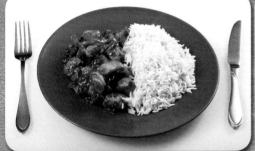

9 oz pork, 6 oz rice

105g CARBS	**897** CALS	**30**g FAT	**4**g FIBER

12 oz pork, 8 oz rice

131g CARBS	**1121** CALS	**37**g FAT	**5**g FIBER

15 oz pork, 10 oz rice

158g CARBS	**1345** CALS	**45**g FAT	**5**g FIBER

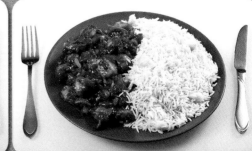

18 oz pork, 12 oz rice

Sweet Potato Casserole

| 30g CARBS | 411 CALS | 19g FAT | 2g FIBER |

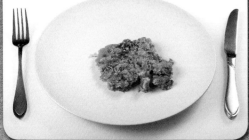

Weight: 3 oz

| 59g CARBS | 823 CALS | 37g FAT | 5g FIBER |

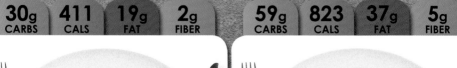

Weight: 6 oz

| 89g CARBS | 1234 CALS | 56g FAT | 7g FIBER |

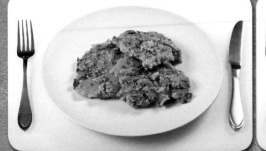

Weight: 9 oz

| 119g CARBS | 1646 CALS | 75g FAT | 9g FIBER |

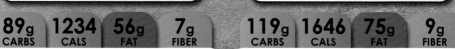

Weight: 12 oz

| 148g CARBS | 2057 CALS | 94g FAT | 12g FIBER |

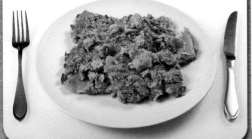

Weight: 15 oz

| 178g CARBS | 2468 CALS | 112g FAT | 14g FIBER |

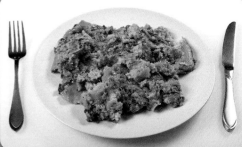

Weight: 18 oz

Tuna Pasta Bake

16g CARBS	**111** CALS	**3**g FAT	**1**g FIBER

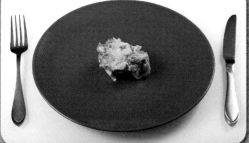

Weight: 2½ oz

31g CARBS	**221** CALS	**6**g FAT	**1**g FIBER

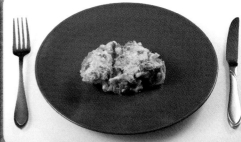

Weight: 5 oz

47g CARBS	**332** CALS	**9**g FAT	**2**g FIBER

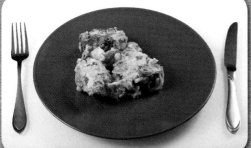

Weight: 7½ oz

62g CARBS	**442** CALS	**12**g FAT	**3**g FIBER

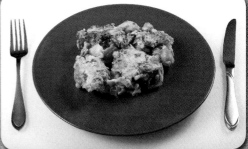

Weight: 10 oz

78g CARBS	**553** CALS	**16**g FAT	**3**g FIBER

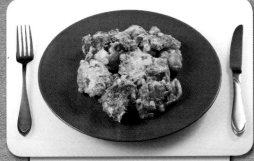

Weight: 12½ oz

94g CARBS	**663** CALS	**19**g FAT	**4**g FIBER

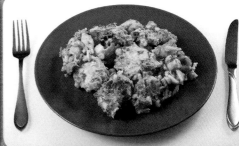

Weight: 15 oz

Veg & Potato Curry with White Rice

27g CARBS	145 CALS	3g FAT	2g FIBER

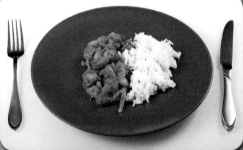

3 oz curry, 2 oz rice

53g CARBS	290 CALS	7g FAT	3g FIBER

6 oz curry, 4 oz rice

80g CARBS	435 CALS	10g FAT	5g FIBER

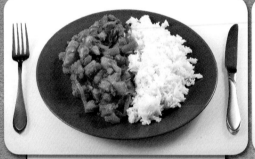

9 oz curry, 6 oz rice

106g CARBS	581 CALS	14g FAT	7g FIBER

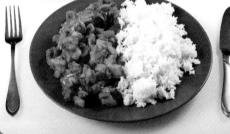

12 oz curry, 8 oz rice

133g CARBS	726 CALS	17g FAT	8g FIBER

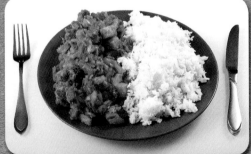

15 oz curry, 10 oz rice

160g CARBS	871 CALS	21g FAT	10g FIBER

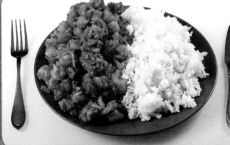

18 oz curry, 12 oz rice

White Chili

23g CARBS	420 CALS	17g FAT	5g FIBER

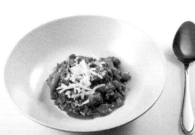

Weight: 6 oz

34g CARBS	631 CALS	25g FAT	7g FIBER

Weight: 9 oz   **1 cup**

45g CARBS	841 CALS	34g FAT	10g FIBER

Weight: 12 oz

57g CARBS	1051 CALS	42g FAT	12g FIBER

Weight: 15 oz

68g CARBS	1261 CALS	51g FAT	15g FIBER

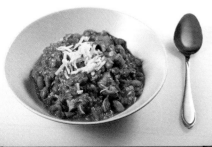

Weight: 18 oz

80g CARBS	1472 CALS	59g FAT	17g FIBER

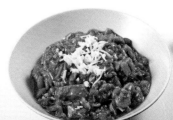

Weight: 21 oz

Chicken Noodle Soup

| 3g CARBS | 28 CALS | 1g FAT | 0g FIBER |

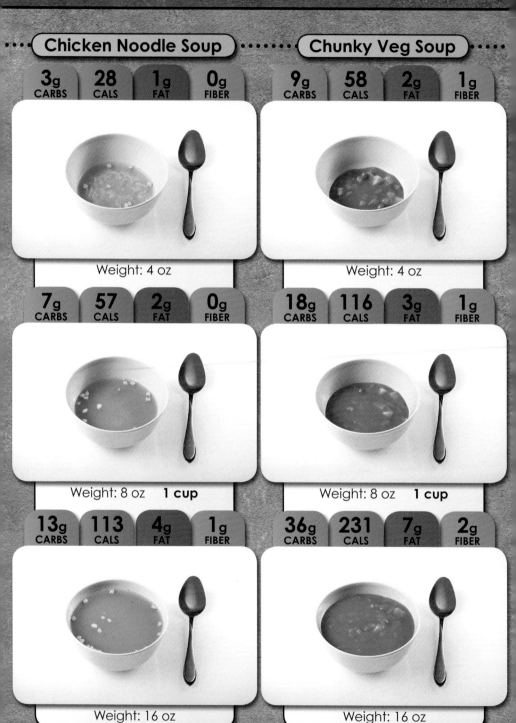

Weight: 4 oz

| 7g CARBS | 57 CALS | 2g FAT | 0g FIBER |

Weight: 8 oz   **1 cup**

| 13g CARBS | 113 CALS | 4g FAT | 1g FIBER |

Weight: 16 oz

Chunky Veg Soup

| 9g CARBS | 58 CALS | 2g FAT | 1g FIBER |

Weight: 4 oz

| 18g CARBS | 116 CALS | 3g FAT | 1g FIBER |

Weight: 8 oz   **1 cup**

| 36g CARBS | 231 CALS | 7g FAT | 2g FIBER |

Weight: 16 oz

Cream of Broccoli Soup · · · · · · · Corn Chowder · · · · · · ·

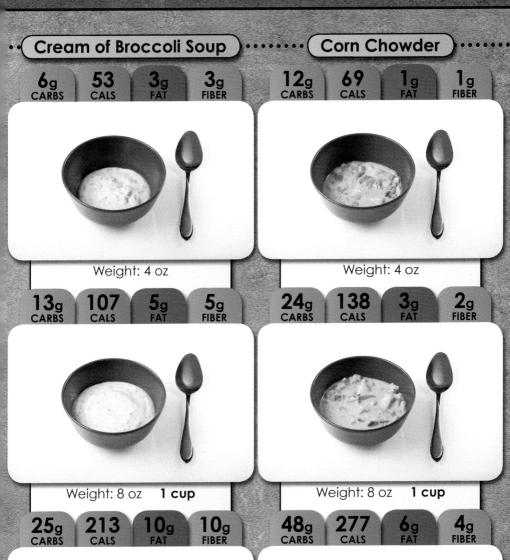

Cream of Broccoli Soup

| 6g CARBS | 53 CALS | 3g FAT | 3g FIBER |

Weight: 4 oz

| 13g CARBS | 107 CALS | 5g FAT | 5g FIBER |

Weight: 8 oz   **1 cup**

| 25g CARBS | 213 CALS | 10g FAT | 10g FIBER |

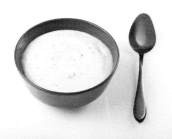

Weight: 16 oz

Corn Chowder

| 12g CARBS | 69 CALS | 1g FAT | 1g FIBER |

Weight: 4 oz

| 24g CARBS | 138 CALS | 3g FAT | 2g FIBER |

Weight: 8 oz   **1 cup**

| 48g CARBS | 277 CALS | 6g FAT | 4g FIBER |

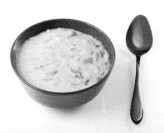

Weight: 16 oz

Manhattan Clam Chowder				**New England Clam Chowder**			
9g CARBS	**64** CALS	**2**g FAT	**1**g FIBER	**8**g CARBS	**69** CALS	**2**g FAT	**0**g FIBER

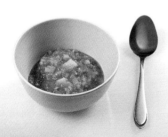 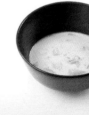

Weight: 4 oz	Weight: 4 oz

18g CARBS	**127** CALS	**3**g FAT	**3**g FIBER	**17**g CARBS	**138** CALS	**5**g FAT	**1**g FIBER

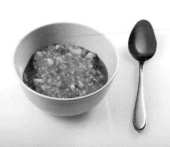 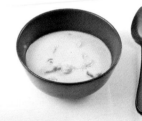

Weight: 8 oz **1 cup**	Weight: 8 oz **1 cup**

36g CARBS	**254** CALS	**6**g FAT	**5**g FIBER	**34**g CARBS	**277** CALS	**9**g FAT	**1**g FIBER

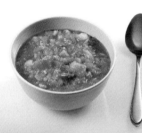 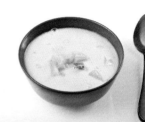

Weight: 16 oz	Weight: 16 oz

Italian Wedding Soup

6g CARBS	60 CALS	2g FAT	0g FIBER

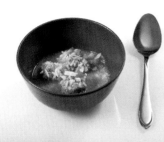

Weight: 4 oz

12g CARBS	120 CALS	5g FAT	1g FIBER

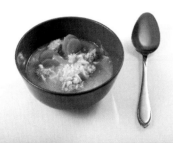

Weight: 8 oz   **1 cup**

24g CARBS	240 CALS	9g FAT	2g FIBER

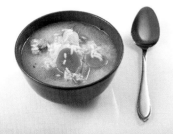

Weight: 16 oz

Mushroom Soup

6g CARBS	76 CALS	4g FAT	0g FIBER

Weight: 4 oz

13g CARBS	152 CALS	9g FAT	0g FIBER

Weight: 8 oz   **1 cup**

26g CARBS	304 CALS	18g FAT	0g FIBER

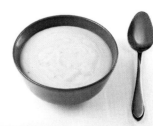

Weight: 16 oz

Onion Soup

| 4g CARBS | 26 CALS | 1g FAT | 0g FIBER |

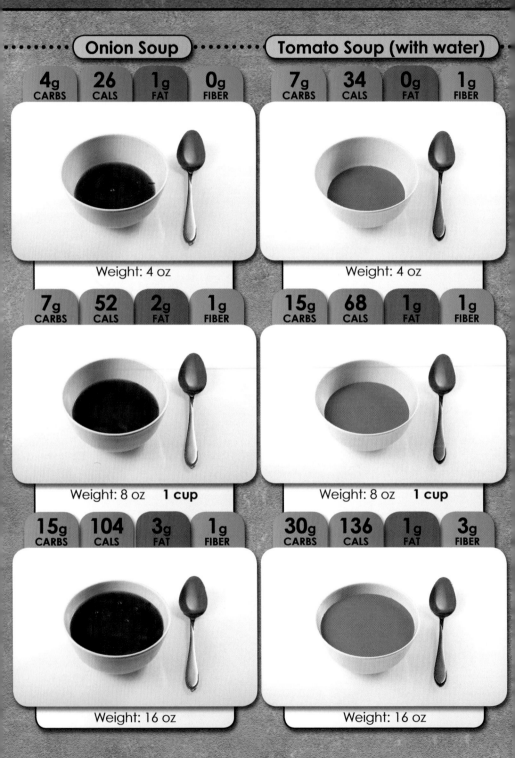

Weight: 4 oz

| 7g CARBS | 52 CALS | 2g FAT | 1g FIBER |

Weight: 8 oz　**1 cup**

| 15g CARBS | 104 CALS | 3g FAT | 1g FIBER |

Weight: 16 oz

Tomato Soup (with water)

| 7g CARBS | 34 CALS | 0g FAT | 1g FIBER |

Weight: 4 oz

| 15g CARBS | 68 CALS | 1g FAT | 1g FIBER |

Weight: 8 oz　**1 cup**

| 30g CARBS | 136 CALS | 1g FAT | 3g FIBER |

Weight: 16 oz

Beef Sandwich

58g CARBS	447 CALS	15g FAT	4g FIBER

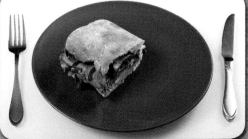

Weight: 7 oz

116g CARBS	894 CALS	30g FAT	8g FIBER

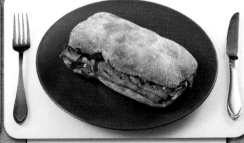

Weight: 14 oz

BLT

24g CARBS	327 CALS	21g FAT	2g FIBER

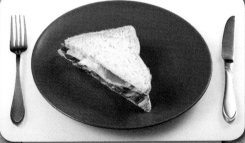

Weight: 5 oz

47g CARBS	655 CALS	43g FAT	3g FIBER

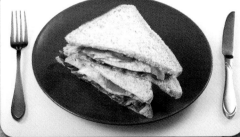

Weight: 10 oz

Egg Salad Sandwich (with mayo)

25g CARBS	249 CALS	12g FAT	1g FIBER

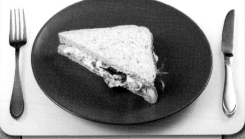

Weight: 4 oz

50g CARBS	498 CALS	25g FAT	3g FIBER

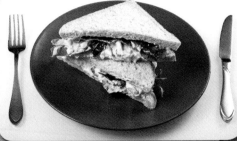

Weight: 8 oz

Grilled Cheese Sandwich

25g CARBS	**371** CALS	**21**g FAT	**1**g FIBER

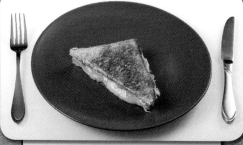

Weight: 4 oz

50g CARBS	**742** CALS	**42**g FAT	**2**g FIBER

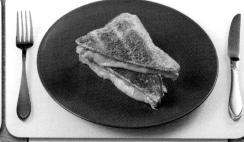

Weight: 8 oz

Pastrami Sandwich

64g CARBS	**419** CALS	**11**g FAT	**4**g FIBER

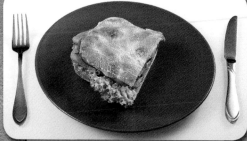

Weight: 7 oz

129g CARBS	**837** CALS	**21**g FAT	**9**g FIBER

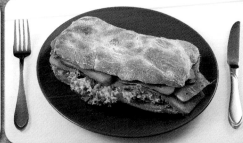

Weight: 14 oz

Peanut Butter & Jelly Sandwich

67g CARBS	**535** CALS	**25**g FAT	**5**g FIBER

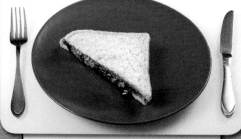

Weight: 5 oz

133g CARBS	**1071** CALS	**50**g FAT	**11**g FIBER

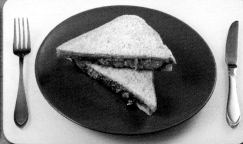

Weight: 10 oz

Salami & Cheese Sandwich

62g CARBS	698 CALS	37g FAT	4g FIBER

124g CARBS	1397 CALS	74g FAT	8g FIBER

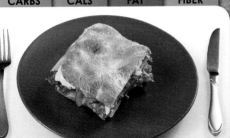

Weight: 9 oz

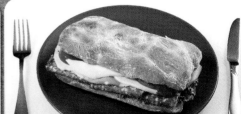

Weight: 18 oz

Tuna Salad Sandwich (with mayo)

24g CARBS	256 CALS	14g FAT	2g FIBER

49g CARBS	512 CALS	28g FAT	3g FIBER

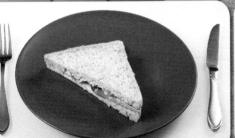

Weight: 3½ oz

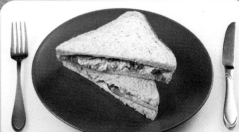

Weight: 7 oz

Turkey Sandwich

60g CARBS	395 CALS	10g FAT	4g FIBER

120g CARBS	791 CALS	20g FAT	7g FIBER

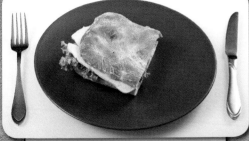

Weight: 6 oz

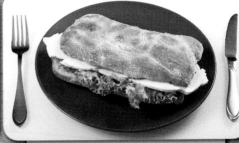

Weight: 12 oz

Beef Jerky

3g CARBS	116 CALS	7g FAT	0g FIBER

6g CARBS	232 CALS	15g FAT	1g FIBER

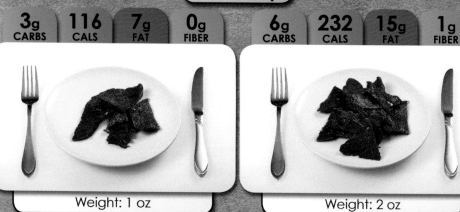

Weight: 1 oz

Weight: 2 oz

Beef Slice

Wafer-thin Beef

3g CARBS	100 CALS	2g FAT	0g FIBER

1g CARBS	25 CALS	1g FAT	0g FIBER

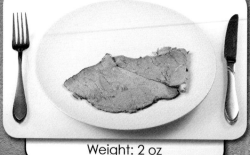

Weight: 2 oz

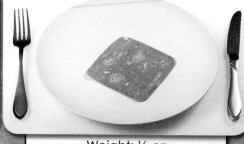

Weight: ½ oz

Hamburger Patty (grilled)

0g CARBS	293 CALS	22g FAT	0g FIBER

0g CARBS	335 CALS	25g FAT	0g FIBER

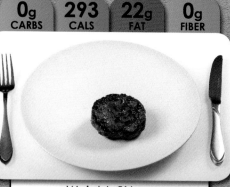

Weight: 3½ oz

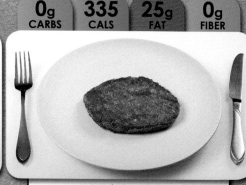

Weight: 4 oz

Roast Beef

0g CARBS	100 CALS	7g FAT	0g FIBER

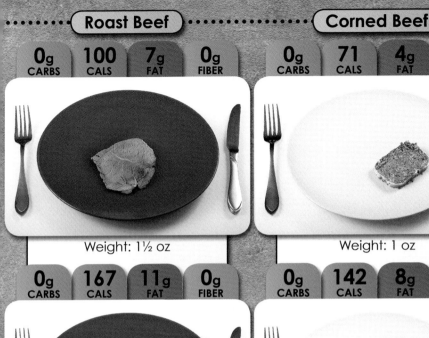

Weight: 1½ oz

0g CARBS	167 CALS	11g FAT	0g FIBER

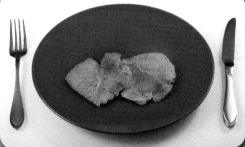

Weight: 2½ oz

0g CARBS	301 CALS	20g FAT	0g FIBER

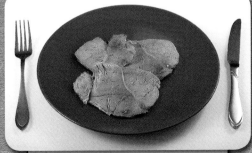

Weight: 4½ oz

Corned Beef

0g CARBS	71 CALS	4g FAT	0g FIBER

Weight: 1 oz

0g CARBS	142 CALS	8g FAT	0g FIBER

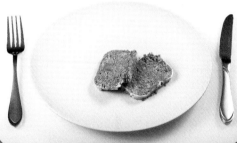

Weight: 2 oz

0g CARBS	213 CALS	13g FAT	0g FIBER

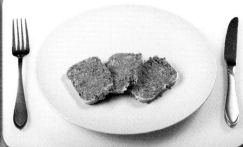

Weight: 3 oz

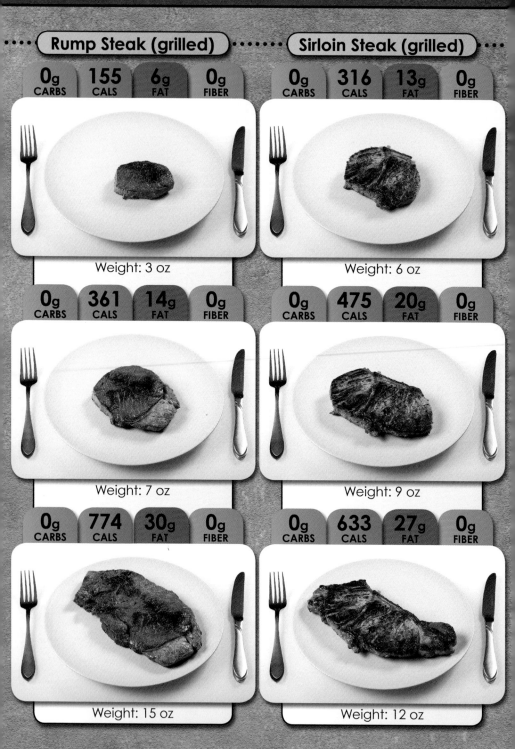

Rump Steak (grilled)

| 0g CARBS | 155 CALS | 6g FAT | 0g FIBER |

Weight: 3 oz

| 0g CARBS | 361 CALS | 14g FAT | 0g FIBER |

Weight: 7 oz

| 0g CARBS | 774 CALS | 30g FAT | 0g FIBER |

Weight: 15 oz

Sirloin Steak (grilled)

| 0g CARBS | 316 CALS | 13g FAT | 0g FIBER |

Weight: 6 oz

| 0g CARBS | 475 CALS | 20g FAT | 0g FIBER |

Weight: 9 oz

| 0g CARBS | 633 CALS | 27g FAT | 0g FIBER |

Weight: 12 oz

Lamb Chops (grilled)

| **0**g CARBS | **133** CALS | **8**g FAT | **0**g FIBER | | **0**g CARBS | **266** CALS | **16**g FAT | **0**g FIBER |

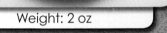
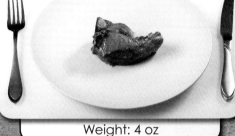

Weight: 2 oz   Weight: 4 oz

Lamb Steaks (roasted)

| **0**g CARBS | **166** CALS | **12**g FAT | **0**g FIBER | | **0**g CARBS | **331** CALS | **23**g FAT | **0**g FIBER |

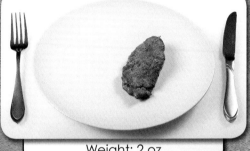
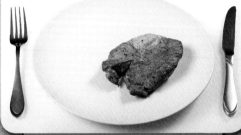

Weight: 2 oz   Weight: 4 oz

Roast Lamb

| **0**g CARBS | **164** CALS | **10**g FAT | **0**g FIBER | | **0**g CARBS | **327** CALS | **19**g FAT | **0**g FIBER |

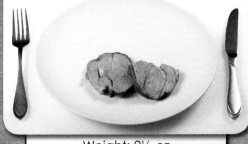
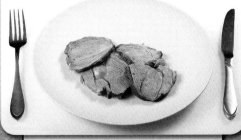

Weight: 2½ oz   Weight: 5 oz

BBQ Ribs

20g CARBS	**285** CALS	**16g** FAT	**1g** FIBER

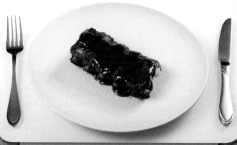

5½ oz ribs, 1½ oz sauce

39g CARBS	**570** CALS	**32g** FAT	**2g** FIBER

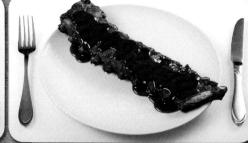

11 oz ribs, 3 oz sauce

Franks

1g CARBS	**93** CALS	**9g** FAT	**0g** FIBER

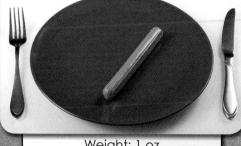

Weight: 1 oz

1g CARBS	**185** CALS	**17g** FAT	**0g** FIBER

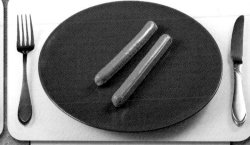

Weight: 2 oz

Ham Slice

1g CARBS	**46** CALS	**2g** FAT	**0g** FIBER

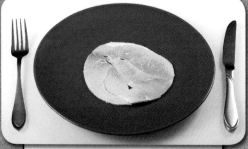

Weight: 1 oz

Wafer-thin Ham

1g CARBS	**23** CALS	**1g** FAT	**0g** FIBER

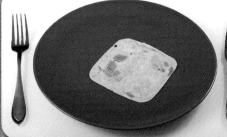

Weight: ½ oz

Ham Steak (boiled)

| **0**g CARBS | **173** CALS | **10**g FAT | **0**g FIBER | | **0**g CARBS | **347** CALS | **21**g FAT | **0**g FIBER |

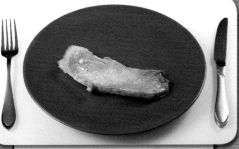 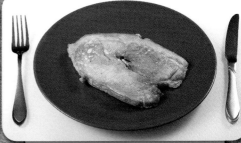

Weight: 3 oz   Weight: 6 oz

Pork Chops (fried)

| **0**g CARBS | **169** CALS | **9**g FAT | **0**g FIBER | | **0**g CARBS | **472** CALS | **26**g FAT | **0**g FIBER |

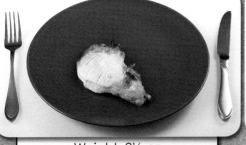 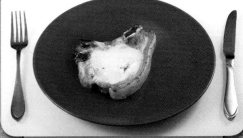

Weight: 2½ oz   Weight: 7 oz

Pork Tenderloin (roasted)

| **0**g CARBS | **83** CALS | **2**g FAT | **0**g FIBER | | **0**g CARBS | **250** CALS | **7**g FAT | **0**g FIBER |

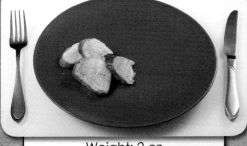 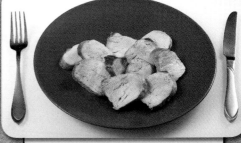

Weight: 2 oz   Weight: 6 oz

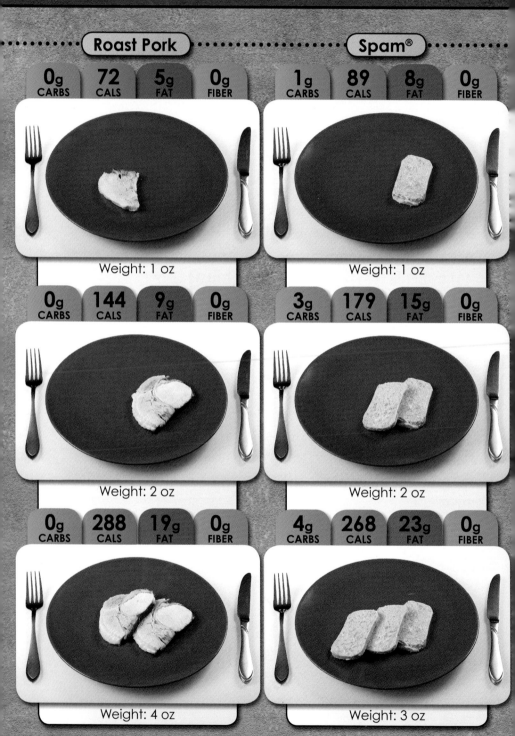

Roast Pork

| 0g CARBS | 72 CALS | 5g FAT | 0g FIBER |

Weight: 1 oz

| 0g CARBS | 144 CALS | 9g FAT | 0g FIBER |

Weight: 2 oz

| 0g CARBS | 288 CALS | 19g FAT | 0g FIBER |

Weight: 4 oz

Spam®

| 1g CARBS | 89 CALS | 8g FAT | 0g FIBER |

Weight: 1 oz

| 3g CARBS | 179 CALS | 15g FAT | 0g FIBER |

Weight: 2 oz

| 4g CARBS | 268 CALS | 23g FAT | 0g FIBER |

Weight: 3 oz

Bacon (fried)

0g CARBS	50 CALS	4g FAT	0g FIBER

Weight: ⅓ oz

Bacon (grilled)

0g CARBS	24 CALS	2g FAT	0g FIBER

Weight: ¼ oz

Canadian-style Bacon (grilled)

1g CARBS	105 CALS	5g FAT	0g FIBER

Weight: 2 oz

2g CARBS	210 CALS	10g FAT	0g FIBER

Weight: 4 oz

Bacon Bits®

4g CARBS	67 CALS	4g FAT	1g FIBER

Weight: ½ oz

8g CARBS	135 CALS	7g FAT	3g FIBER

Weight: 1 oz   **¼ cup**

Chicken Breast (grilled)

0g CARBS	164 CALS	4g FAT	0g FIBER

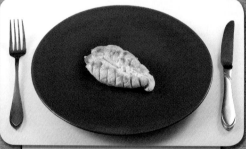

Weight: 3½ oz

0g CARBS	327 CALS	7g FAT	0g FIBER

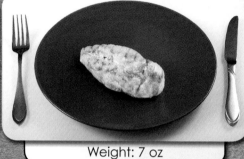

Weight: 7 oz

Roast Chicken

0g CARBS	190 CALS	11g FAT	0g FIBER

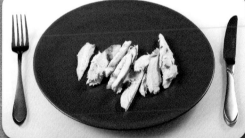

Weight: 3 oz

0g CARBS	379 CALS	23g FAT	0g FIBER

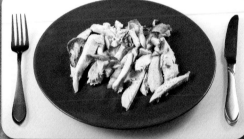

Weight: 6 oz

Chicken Liver Pâté

2g CARBS	57 CALS	4g FAT	0g FIBER

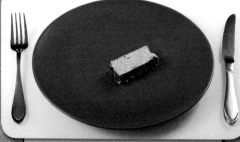

Weight: 1 oz

6g CARBS	171 CALS	11g FAT	0g FIBER

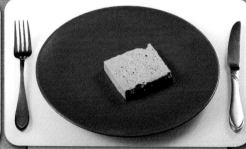

Weight: 3 oz

Chicken Drumsticks (fried)

0g CARBS	**203** CALS	**13g** FAT	**0g** FIBER

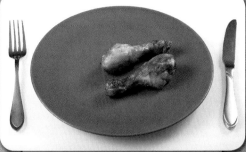

Weight: 4 oz

0g CARBS	**406** CALS	**26g** FAT	**0g** FIBER

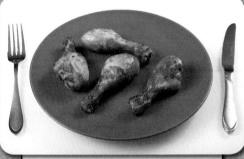

Weight: 8 oz

0g CARBS	**609** CALS	**39g** FAT	**0g** FIBER

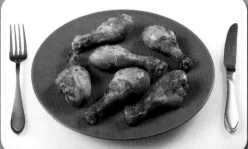

Weight: 12 oz

Hot Buffalo Chicken Wings

0g CARBS	**129** CALS	**9g** FAT	**0g** FIBER

Weight: 2 oz

1g CARBS	**257** CALS	**17g** FAT	**0g** FIBER

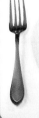

Weight: 4 oz

1g CARBS	**386** CALS	**26g** FAT	**0g** FIBER

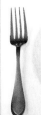
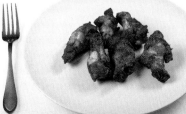

Weight: 6 oz

Chicken Tender (baked)

5g CARBS	83 CALS	5g FAT	0g FIBER

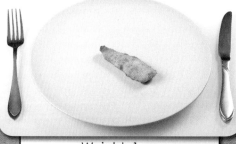

Weight: 1 oz

Fried Chicken

17g CARBS	429 CALS	26g FAT	0g FIBER

Weight: 5 oz

Chicken Slice

1g CARBS	22 CALS	0g FAT	0g FIBER

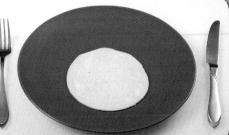

Weight: 1 oz

34g CARBS	859 CALS	51g FAT	0g FIBER

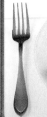

Weight: 10 oz

Wafer-thin Chicken

0g CARBS	11 CALS	0g FAT	0g FIBER

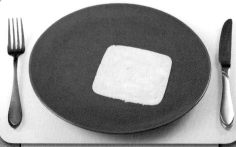

Weight: ½ oz

51g CARBS	1288 CALS	77g FAT	0g FIBER

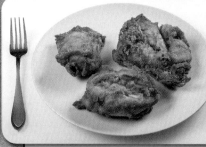

Weight: 15 oz

Roast Turkey

1g CARBS	44 CALS	2g FAT	0g FIBER		2g CARBS	88 CALS	3g FAT	0g FIBER

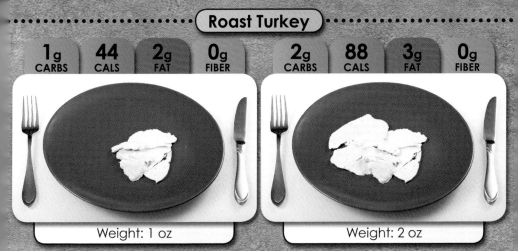

Weight: 1 oz   Weight: 2 oz

Turkey Breast (grilled)

0g CARBS	115 CALS	1g FAT	0g FIBER		0g CARBS	268 CALS	1g FAT	0g FIBER

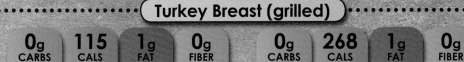
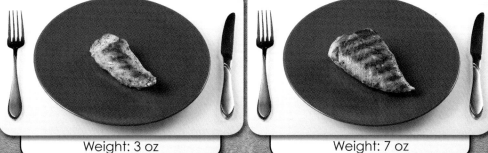

Weight: 3 oz   Weight: 7 oz

Turkey Slice   Wafer-thin Turkey

0g CARBS	53 CALS	2g FAT	0g FIBER		0g CARBS	9 CALS	0g FAT	0g FIBER

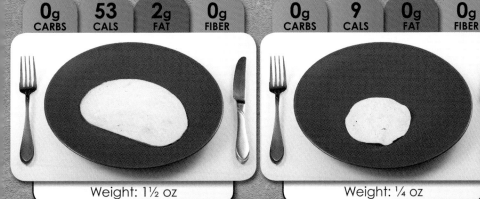

Weight: 1½ oz   Weight: ¼ oz

Meatballs (small, grilled)

| 3g CARBS | 238 CALS | 13g FAT | 0g FIBER | | 6g CARBS | 476 CALS | 25g FAT | 1g FIBER |

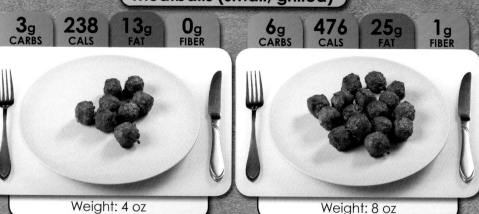

Weight: 4 oz | Weight: 8 oz

Meatballs (large, grilled)

| 4g CARBS | 298 CALS | 16g FAT | 1g FIBER | | 8g CARBS | 595 CALS | 32g FAT | 1g FIBER |

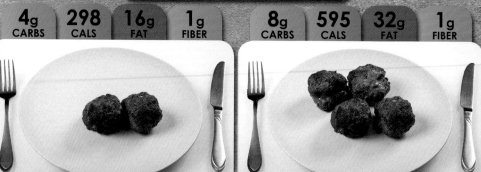

Weight: 5 oz | Weight: 10 oz

Sausages (grilled)

| 0g CARBS | 71 CALS | 6g FAT | 0g FIBER | | 0g CARBS | 188 CALS | 16g FAT | 0g FIBER |

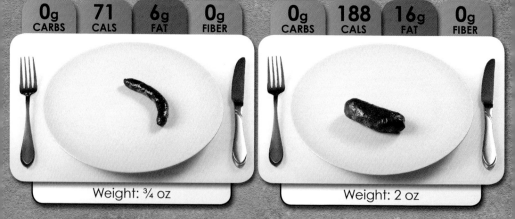

Weight: ¾ oz | Weight: 2 oz

Bologna

0g CARBS	22 CALS	2g FAT	0g FIBER

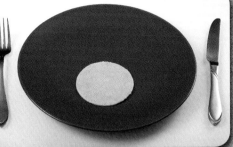

	CARBS	CALS	FAT	FIBER
2x	1g	44	4g	0g
3x	1g	66	6g	0g
4x	1g	88	8g	0g
Weight: ¼ oz				

Chorizo

0g CARBS	32 CALS	3g FAT	0g FIBER

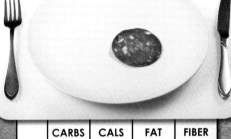

	CARBS	CALS	FAT	FIBER
2x	0g	64	5g	0g
3x	0g	97	8g	0g
4x	0g	129	11g	0g
Weight: ¼ oz				

Pastrami

0g CARBS	21 CALS	1g FAT	0g FIBER

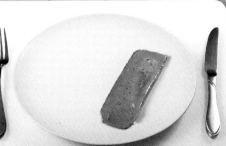

	CARBS	CALS	FAT	FIBER
2x	0g	42	2g	0g
3x	0g	62	2g	0g
4x	0g	83	3g	0g
Weight: ½ oz				

Salami

1g CARBS	55 CALS	4g FAT	0g FIBER

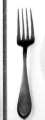
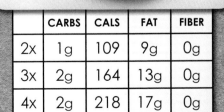

	CARBS	CALS	FAT	FIBER
2x	1g	109	9g	0g
3x	2g	164	13g	0g
4x	2g	218	17g	0g
Weight: ½ oz				

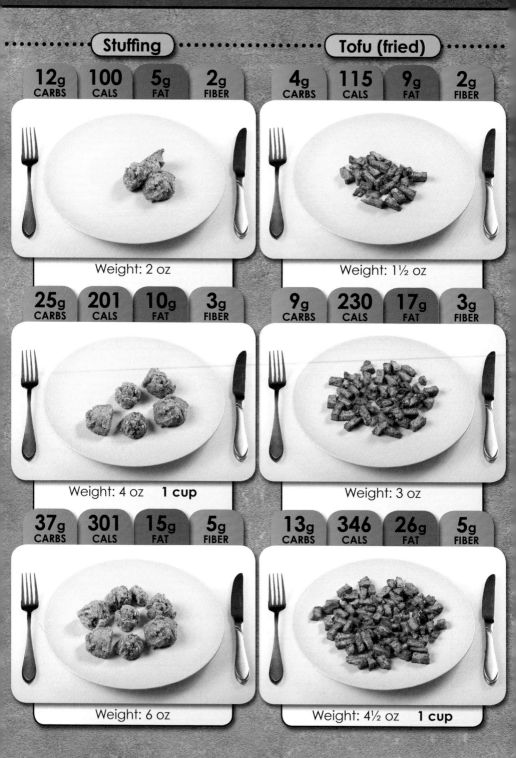

Stuffing

| 12g CARBS | 100 CALS | 5g FAT | 2g FIBER |

Weight: 2 oz

| 25g CARBS | 201 CALS | 10g FAT | 3g FIBER |

Weight: 4 oz   **1 cup**

| 37g CARBS | 301 CALS | 15g FAT | 5g FIBER |

Weight: 6 oz

Tofu (fried)

| 4g CARBS | 115 CALS | 9g FAT | 2g FIBER |

Weight: 1½ oz

| 9g CARBS | 230 CALS | 17g FAT | 3g FIBER |

Weight: 3 oz

| 13g CARBS | 346 CALS | 26g FAT | 5g FIBER |

Weight: 4½ oz   **1 cup**

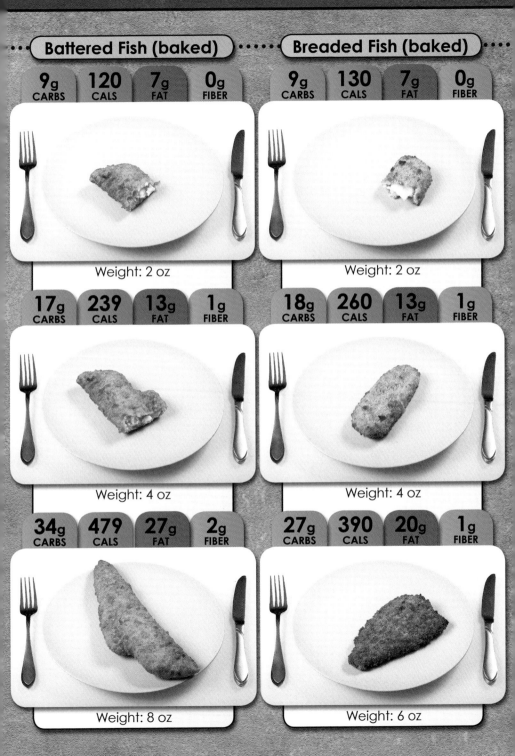

Battered Fish (baked)

| 9g CARBS | 120 CALS | 7g FAT | 0g FIBER |

Weight: 2 oz

| 17g CARBS | 239 CALS | 13g FAT | 1g FIBER |

Weight: 4 oz

| 34g CARBS | 479 CALS | 27g FAT | 2g FIBER |

Weight: 8 oz

Breaded Fish (baked)

| 9g CARBS | 130 CALS | 7g FAT | 0g FIBER |

Weight: 2 oz

| 18g CARBS | 260 CALS | 13g FAT | 1g FIBER |

Weight: 4 oz

| 27g CARBS | 390 CALS | 20g FAT | 1g FIBER |

Weight: 6 oz

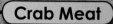

Crab Meat

0g CARBS	27 CALS	0g FAT	0g FIBER

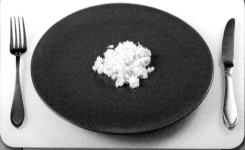

Weight: 1 oz

0g CARBS	55 CALS	1g FAT	0g FIBER

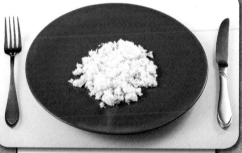

Weight: 2 oz   **½ cup**

0g CARBS	82 CALS	1g FAT	0g FIBER

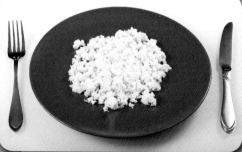

Weight: 3 oz

Scampi (fried)

6g CARBS	67 CALS	4g FAT	0g FIBER

Weight: 1 oz

19g CARBS	202 CALS	12g FAT	1g FIBER

Weight: 3 oz

37g CARBS	403 CALS	23g FAT	3g FIBER

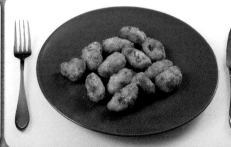

Weight: 6 oz

Fish Cake (baked)

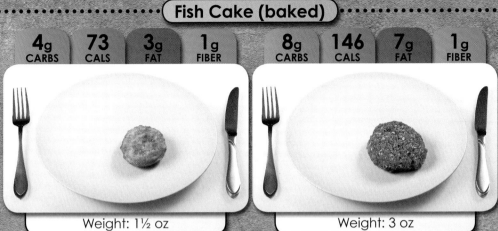

| **4**g CARBS | **73** CALS | **3**g FAT | **1**g FIBER | | **8**g CARBS | **146** CALS | **7**g FAT | **1**g FIBER |

Weight: 1½ oz   Weight: 3 oz

Crab Sticks

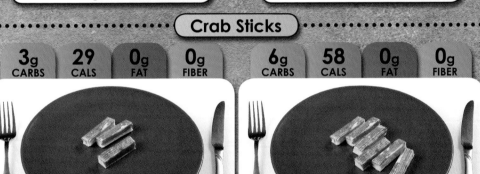
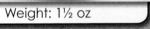
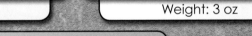

| **3**g CARBS | **29** CALS | **0**g FAT | **0**g FIBER | | **6**g CARBS | **58** CALS | **0**g FAT | **0**g FIBER |

Weight: 1½ oz   Weight: 3 oz

Mackerel (canned)

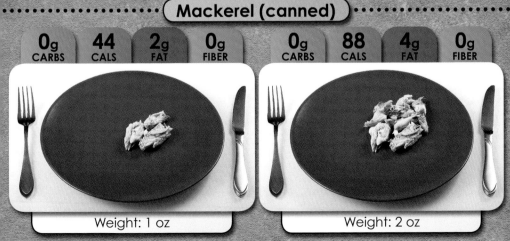

| **0**g CARBS | **44** CALS | **2**g FAT | **0**g FIBER | | **0**g CARBS | **88** CALS | **4**g FAT | **0**g FIBER |

Weight: 1 oz   Weight: 2 oz

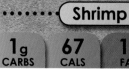

Shrimp

1g CARBS	67 CALS	1g FAT	0g FIBER

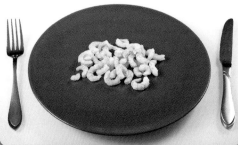

Weight: 2 oz

2g CARBS	135 CALS	2g FAT	0g FIBER

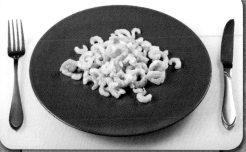

Weight: 4 oz   **1 cup**

3g CARBS	202 CALS	3g FAT	0g FIBER

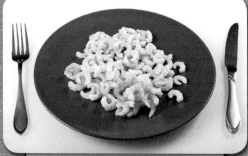

Weight: 6 oz

Jumbo Shrimp

1g CARBS	67 CALS	1g FAT	0g FIBER

Weight: 2 oz

2g CARBS	135 CALS	2g FAT	0g FIBER

Weight: 4 oz   **1 cup**

3g CARBS	202 CALS	3g FAT	0g FIBER

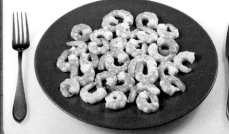

Weight: 6 oz

Sardines (canned, in oil)

0g CARBS	59 CALS	3g FAT	0g FIBER		0g CARBS	118 CALS	6g FAT	0g FIBER

Weight: 1 oz   Weight: 2 oz

Sardines (canned, in brine)

0g CARBS	49 CALS	3g FAT	0g FIBER		0g CARBS	98 CALS	5g FAT	0g FIBER

Weight: 1 oz   Weight: 2 oz

Sardines (canned, in tomato sauce)

0g CARBS	79 CALS	4g FAT	0g FIBER		0g CARBS	157 CALS	9g FAT	0g FIBER

Weight: 1½ oz   Weight: 3 oz

Salmon Steak (grilled)

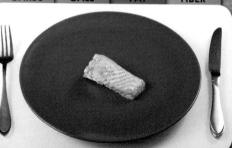

0g CARBS	117 CALS	7g FAT	0g FIBER

Weight: 2 oz

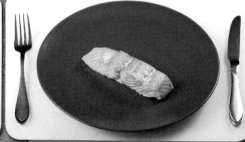

0g CARBS	234 CALS	14g FAT	0g FIBER

Weight: 4 oz

Smoked Salmon

0g CARBS	33 CALS	1g FAT	0g FIBER

Weight: 1 oz

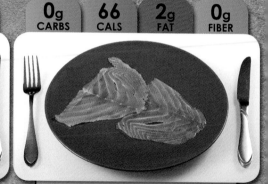

0g CARBS	66 CALS	2g FAT	0g FIBER

Weight: 2 oz

Salmon (canned)

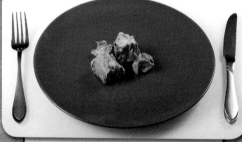

0g CARBS	77 CALS	3g FAT	0g FIBER

Weight: 2 oz

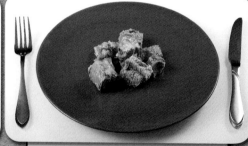

0g CARBS	154 CALS	5g FAT	0g FIBER

Weight: 4 oz

Tuna (canned, in brine)

| 0g CARBS | 70 CALS | 0g FAT | 0g FIBER | 0g CARBS | 140 CALS | 1g FAT | 0g FIBER |

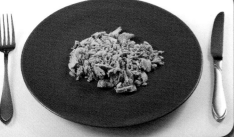

Weight: 2½ oz

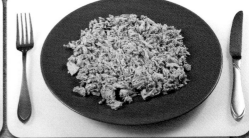

Weight: 5 oz   **1 cup**

Tuna (canned, in oil)

| 0g CARBS | 132 CALS | 6g FAT | 0g FIBER | 0g CARBS | 264 CALS | 11g FAT | 0g FIBER |

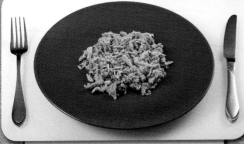

Weight: 2½ oz

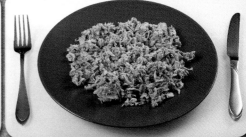

Weight: 5 oz   **1 cup**

Tuna Steak (grilled)

| 0g CARBS | 92 CALS | 0g FAT | 0g FIBER | 0g CARBS | 166 CALS | 1g FAT | 0g FIBER |

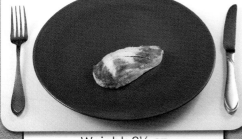

Weight: 2½ oz

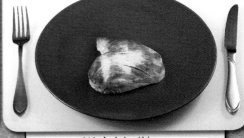

Weight: 4½ oz

Milk (whole)

| 6g CARBS | 72 CALS | 4g FAT | 0g FIBER |

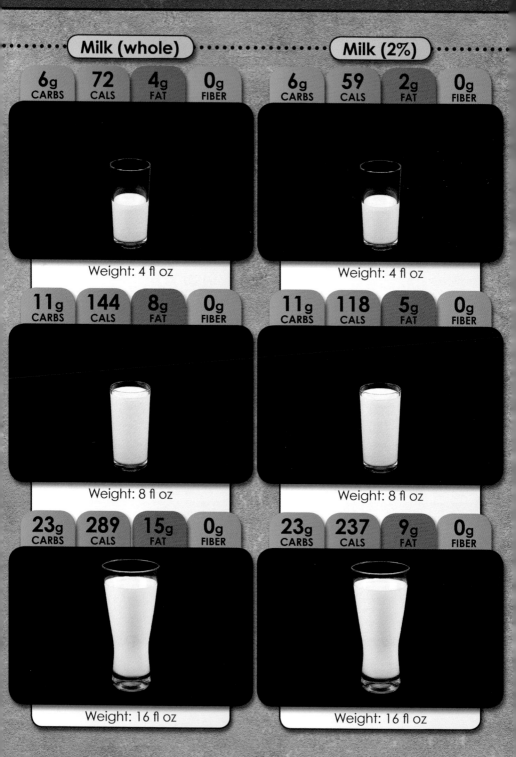

Weight: 4 fl oz

| 11g CARBS | 144 CALS | 8g FAT | 0g FIBER |

Weight: 8 fl oz

| 23g CARBS | 289 CALS | 15g FAT | 0g FIBER |

Weight: 16 fl oz

Milk (2%)

| 6g CARBS | 59 CALS | 2g FAT | 0g FIBER |

Weight: 4 fl oz

| 11g CARBS | 118 CALS | 5g FAT | 0g FIBER |

Weight: 8 fl oz

| 23g CARBS | 237 CALS | 9g FAT | 0g FIBER |

Weight: 16 fl oz

Milk (1%)

| 6g CARBS | 50 CALS | 1g FAT | 0g FIBER |

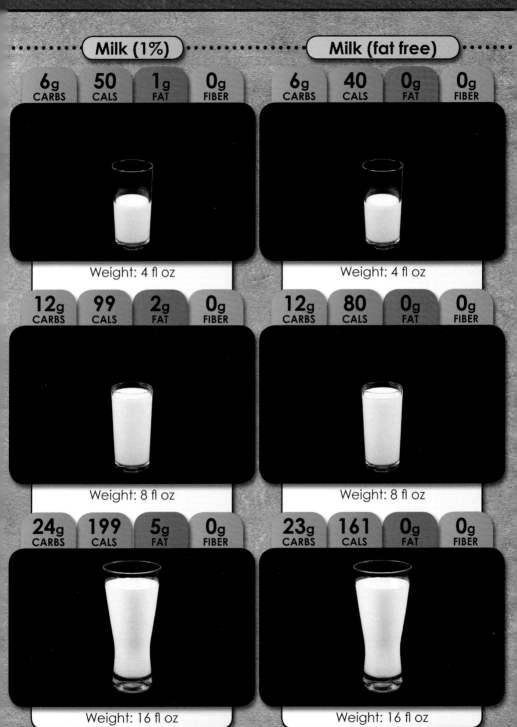

Weight: 4 fl oz

| 12g CARBS | 99 CALS | 2g FAT | 0g FIBER |

Weight: 8 fl oz

| 24g CARBS | 199 CALS | 5g FAT | 0g FIBER |

Weight: 16 fl oz

Milk (fat free)

| 6g CARBS | 40 CALS | 0g FAT | 0g FIBER |

Weight: 4 fl oz

| 12g CARBS | 80 CALS | 0g FAT | 0g FIBER |

Weight: 8 fl oz

| 23g CARBS | 161 CALS | 0g FAT | 0g FIBER |

Weight: 16 fl oz

Chocolate Milk (whole)

| 12g CARBS | 98 CALS | 4g FAT | 1g FIBER |

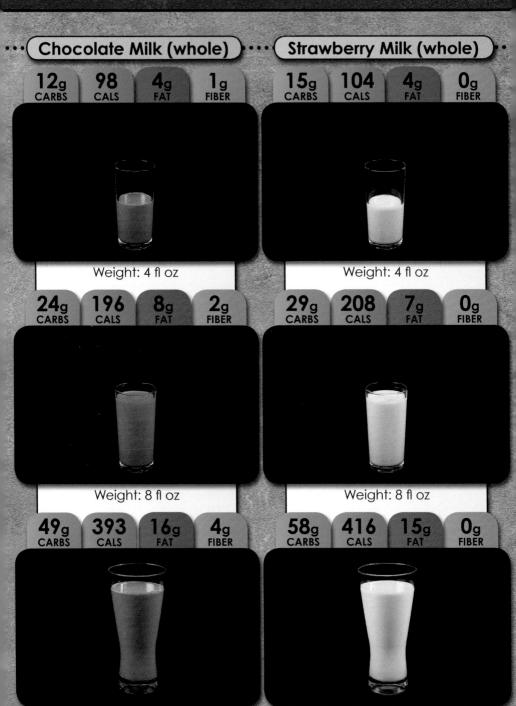

Weight: 4 fl oz

| 24g CARBS | 196 CALS | 8g FAT | 2g FIBER |

Weight: 8 fl oz

| 49g CARBS | 393 CALS | 16g FAT | 4g FIBER |

Weight: 16 fl oz

Strawberry Milk (whole)

| 15g CARBS | 104 CALS | 4g FAT | 0g FIBER |

Weight: 4 fl oz

| 29g CARBS | 208 CALS | 7g FAT | 0g FIBER |

Weight: 8 fl oz

| 58g CARBS | 416 CALS | 15g FAT | 0g FIBER |

Weight: 16 fl oz

Milkshake

21g	132	4g	0g
CARBS	CALS	FAT	FIBER

Weight: 4 fl oz

42g	265	7g	0g
CARBS	CALS	FAT	FIBER

Weight: 8 fl oz

84g	530	14g	0g
CARBS	CALS	FAT	FIBER

Weight: 16 fl oz

Milkshake (made with syrup)

11g	89	4g	0g
CARBS	CALS	FAT	FIBER

Weight: 4 fl oz

21g	177	8g	0g
CARBS	CALS	FAT	FIBER

Weight: 8 fl oz

43g	355	16g	0g
CARBS	CALS	FAT	FIBER

Weight: 16 fl oz

Goat's Milk

5g CARBS	82 CALS	5g FAT	0g FIBER

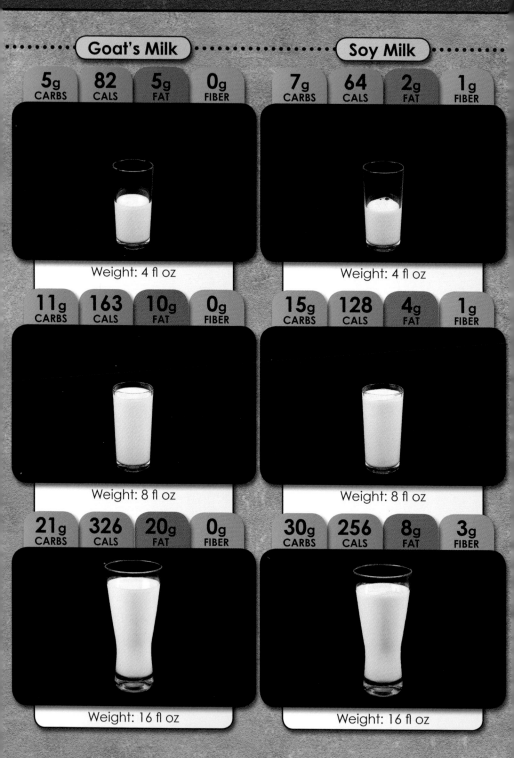

Weight: 4 fl oz

11g CARBS	163 CALS	10g FAT	0g FIBER

Weight: 8 fl oz

21g CARBS	326 CALS	20g FAT	0g FIBER

Weight: 16 fl oz

Soy Milk

7g CARBS	64 CALS	2g FAT	1g FIBER

Weight: 4 fl oz

15g CARBS	128 CALS	4g FAT	1g FIBER

Weight: 8 fl oz

30g CARBS	256 CALS	8g FAT	3g FIBER

Weight: 16 fl oz

Cream (light)

1g CARBS	28 CALS	3g FAT	0g FIBER

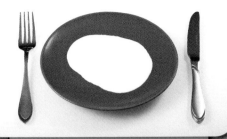

Weight: ½ oz **1 tablespoon**

1g CARBS	55 CALS	5g FAT	0g FIBER

Weight: 1 oz

Cream (medium)

1g CARBS	18 CALS	2g FAT	0g FIBER

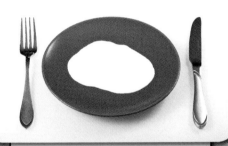

Weight: ½ oz **1 tablespoon**

1g CARBS	37 CALS	3g FAT	0g FIBER

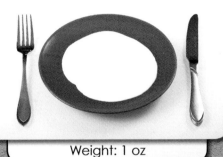

Weight: 1 oz

Whipping Cream

1g CARBS	98 CALS	10g FAT	0g FIBER

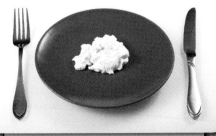

Weight: 1 oz **2 tablespoons**

2g CARBS	196 CALS	21g FAT	0g FIBER

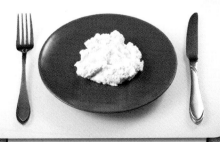

Weight: 2 oz

Baked Potato

21g CARBS	92 CALS	0g FAT	2g FIBER

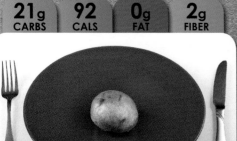

Weight: 3½ oz

33g CARBS	145 CALS	0g FAT	3g FIBER

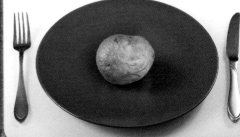

Weight: 5½ oz

48g CARBS	211 CALS	0g FAT	5g FIBER

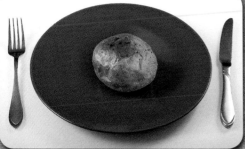

Weight: 8 oz

60g CARBS	264 CALS	0g FAT	6g FIBER

Weight: 10 oz

72g CARBS	316 CALS	0g FAT	7g FIBER

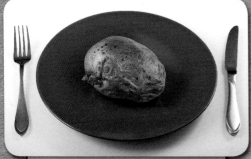

Weight: 12 oz

84g CARBS	369 CALS	1g FAT	9g FIBER

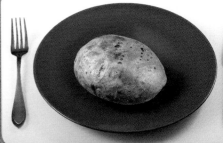

Weight: 14 oz

Fries

16g CARBS	124 CALS	6g FAT	1g FIBER

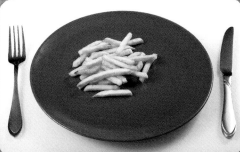

Weight: 1½ oz

31g CARBS	248 CALS	12g FAT	3g FIBER

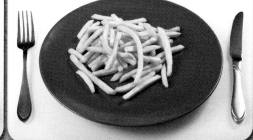

Weight: 3 oz

47g CARBS	373 CALS	19g FAT	4g FIBER

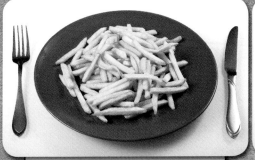

Weight: 4½ oz

62g CARBS	497 CALS	25g FAT	6g FIBER

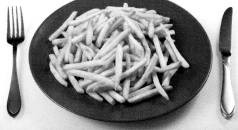

Weight: 6 oz

78g CARBS	621 CALS	31g FAT	7g FIBER

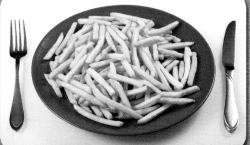

Weight: 7½ oz

93g CARBS	745 CALS	37g FAT	9g FIBER

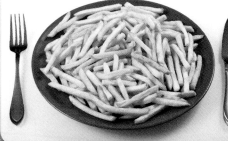

Weight: 9 oz

Gnocchi

30g CARBS	130 CALS	0g FAT	1g FIBER

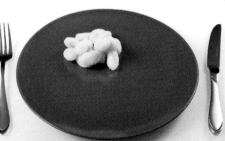

Weight: 3 oz

61g CARBS	260 CALS	1g FAT	3g FIBER

Weight: 6 oz

91g CARBS	390 CALS	1g FAT	4g FIBER

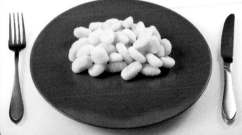

Weight: 9 oz **1 cup**

121g CARBS	520 CALS	1g FAT	5g FIBER

Weight: 12 oz

151g CARBS	651 CALS	1g FAT	6g FIBER

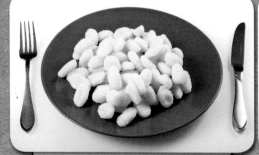

Weight: 15 oz

182g CARBS	781 CALS	2g FAT	8g FIBER

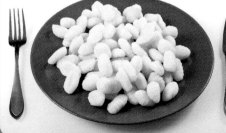

Weight: 18 oz

Mashed Potato (with milk & butter)

19g CARBS	128 CALS	5g FAT	2g FIBER

Weight: 4 oz

38g CARBS	256 CALS	10g FAT	3g FIBER

Weight: 8 oz **1 cup**

57g CARBS	384 CALS	14g FAT	5g FIBER

Weight: 12 oz

76g CARBS	513 CALS	19g FAT	7g FIBER

Weight: 16 oz

95g CARBS	641 CALS	24g FAT	9g FIBER

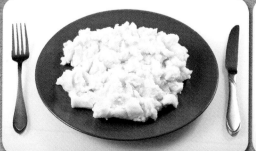

Weight: 20 oz

114g CARBS	769 CALS	29g FAT	10g FIBER

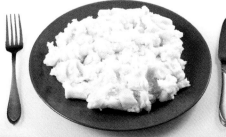

Weight: 24 oz

Mashed Sweet Potato

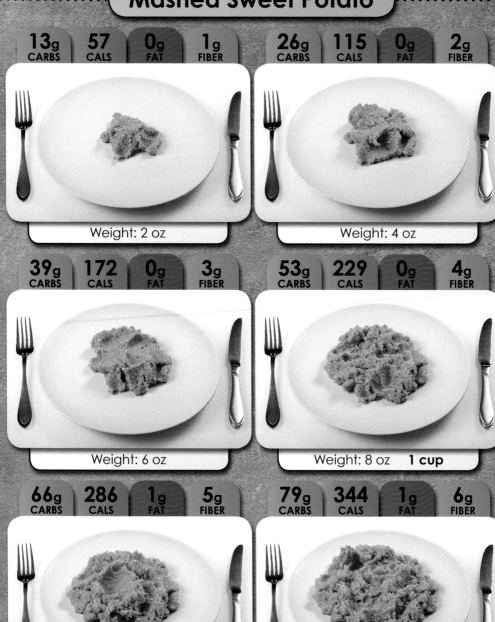

13g CARBS	57 CALS	0g FAT	1g FIBER

Weight: 2 oz

26g CARBS	115 CALS	0g FAT	2g FIBER

Weight: 4 oz

39g CARBS	172 CALS	0g FAT	3g FIBER

Weight: 6 oz

53g CARBS	229 CALS	0g FAT	4g FIBER

Weight: 8 oz **1 cup**

66g CARBS	286 CALS	1g FAT	5g FIBER

Weight: 10 oz

79g CARBS	344 CALS	1g FAT	6g FIBER

Weight: 12 oz

New Potatoes (boiled)

11g CARBS	49 CALS	0g FAT	1g FIBER

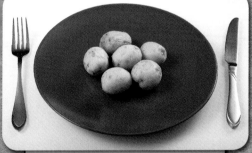

Weight: 2 oz

23g CARBS	99 CALS	0g FAT	2g FIBER

Weight: 4 oz

40g CARBS	173 CALS	0g FAT	4g FIBER

Weight: 7 oz

51g CARBS	222 CALS	0g FAT	5g FIBER

Weight: 9 oz

80g CARBS	345 CALS	0g FAT	8g FIBER

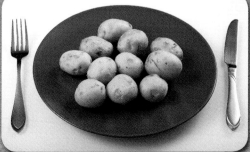

Weight: 14 oz

103g CARBS	444 CALS	1g FAT	10g FIBER

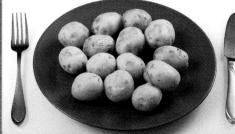

Weight: 18 oz

Oven Fries

15g CARBS	86 CALS	2g FAT	1g FIBER

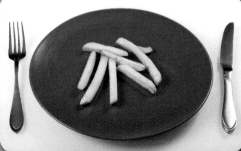

Weight: 2 oz

31g CARBS	172 CALS	4g FAT	3g FIBER

Weight: 4 oz

46g CARBS	259 CALS	6g FAT	4g FIBER

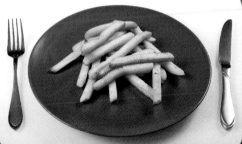

Weight: 6 oz

61g CARBS	345 CALS	9g FAT	6g FIBER

Weight: 8 oz

76g CARBS	431 CALS	11g FAT	7g FIBER

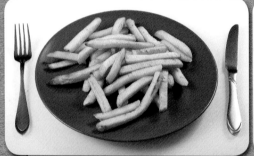

Weight: 10 oz

92g CARBS	517 CALS	13g FAT	9g FIBER

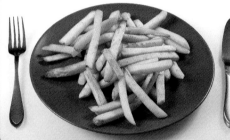

Weight: 12 oz

Hash Brown (fried)

14g CARBS	139 CALS	9g FAT	1g FIBER

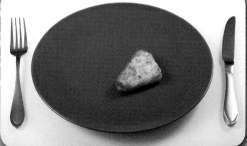

	CARBS	CALS	FAT	FIBER
2x	27g	278	18g	2g
3x	41g	417	28g	3g
4x	55g	556	37g	4g

Weight: 1½ oz

Potato Pancake (fried)

20g CARBS	190 CALS	10g FAT	2g FIBER

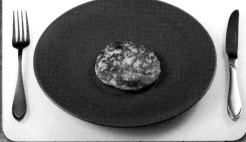

	CARBS	CALS	FAT	FIBER
2x	39g	380	21g	5g
3x	59g	570	32g	7g
4x	79g	760	42g	9g

Weight: 2½ oz

Rosti (baked)

24g CARBS	165 CALS	8g FAT	2g FIBER

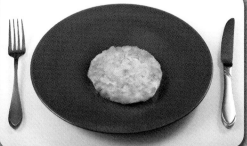

	CARBS	CALS	FAT	FIBER
2x	48g	330	16g	4g
3x	71g	495	24g	6g
4x	95g	660	32g	8g

Weight: 3 oz

Tater Tots (fried)

7g CARBS	49 CALS	2g FAT	1g FIBER

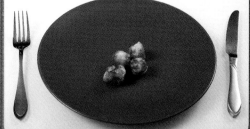

	CARBS	CALS	FAT	FIBER
2x	13g	98	4g	1g
3x	20g	146	7g	2g
4x	26g	195	9g	3g

Weight: 1 oz

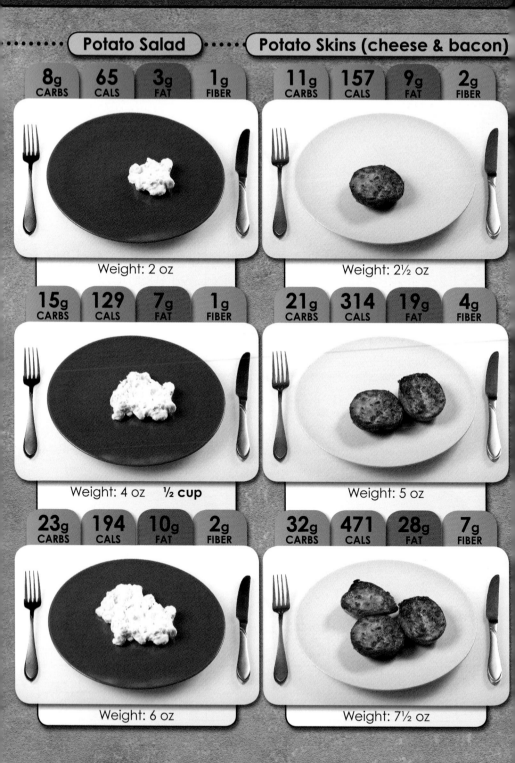

Potato Salad · · · · · · · · Potato Skins (cheese & bacon)

| 8g CARBS | 65 CALS | 3g FAT | 1g FIBER |

Weight: 2 oz

| 15g CARBS | 129 CALS | 7g FAT | 1g FIBER |

Weight: 4 oz   ½ cup

| 23g CARBS | 194 CALS | 10g FAT | 2g FIBER |

Weight: 6 oz

| 11g CARBS | 157 CALS | 9g FAT | 2g FIBER |

Weight: 2½ oz

| 21g CARBS | 314 CALS | 19g FAT | 4g FIBER |

Weight: 5 oz

| 32g CARBS | 471 CALS | 28g FAT | 7g FIBER |

Weight: 7½ oz

Roast Potatoes

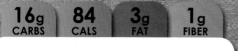

| 16g CARBS | 84 CALS | 3g FAT | 1g FIBER |

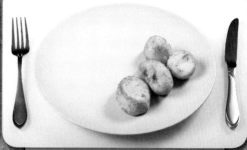

| 32g CARBS | 169 CALS | 5g FAT | 3g FIBER |

Weight: 2 oz

Weight: 4 oz

| 48g CARBS | 253 CALS | 8g FAT | 4g FIBER |

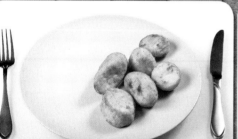

| 64g CARBS | 338 CALS | 10g FAT | 5g FIBER |

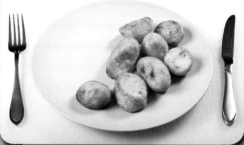

Weight: 6 oz

Weight: 8 oz

| 80g CARBS | 422 CALS | 13g FAT | 7g FIBER |

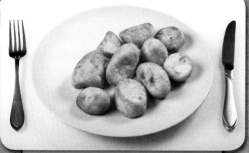

| 96g CARBS | 507 CALS | 15g FAT | 8g FIBER |

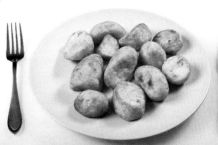

Weight: 10 oz

Weight: 12 oz

Saute Potatoes

11g CARBS **56** CALS **1g** FAT **1g** FIBER

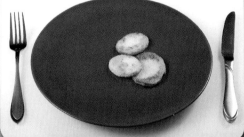

Weight: 1 oz

22g CARBS **113** CALS **2g** FAT **1g** FIBER

Weight: 2 oz

33g CARBS **169** CALS **3g** FAT **2g** FIBER

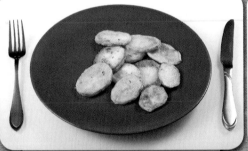

Weight: 3 oz

44g CARBS **226** CALS **4g** FAT **2g** FIBER

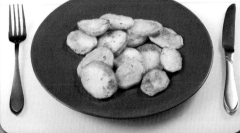

Weight: 4 oz

55g CARBS **282** CALS **5g** FAT **3g** FIBER

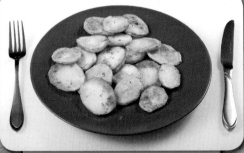

Weight: 5 oz

66g CARBS **338** CALS **6g** FAT **4g** FIBER

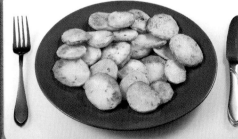

Weight: 6 oz

Scalloped Potatoes (with cream)

11g CARBS	175 CALS	15g FAT	1g FIBER

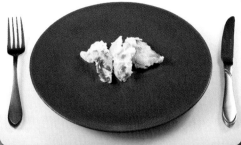

Weight: 2½ oz

22g CARBS	350 CALS	29g FAT	3g FIBER

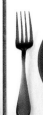

Weight: 5 oz

32g CARBS	525 CALS	44g FAT	4g FIBER

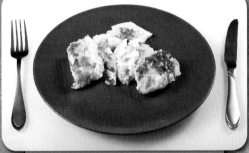

Weight: 7½ oz

43g CARBS	700 CALS	59g FAT	5g FIBER

Weight: 10 oz

54g CARBS	875 CALS	74g FAT	7g FIBER

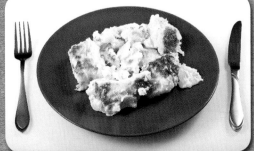

Weight: 12½ oz

65g CARBS	1050 CALS	88g FAT	8g FIBER

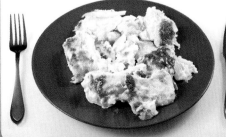

Weight: 15 oz

Sweet Potato (baked)

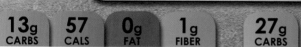

13g CARBS	57 CALS	0g FAT	1g FIBER

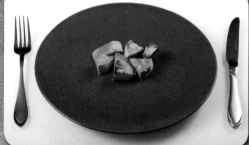

Weight: 2 oz

27g CARBS	113 CALS	0g FAT	2g FIBER

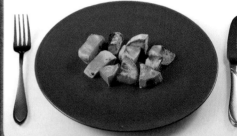

Weight: 4 oz

40g CARBS	170 CALS	0g FAT	3g FIBER

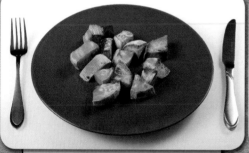

Weight: 6 oz

53g CARBS	227 CALS	0g FAT	4g FIBER

Weight: 8 oz

66g CARBS	283 CALS	0g FAT	5g FIBER

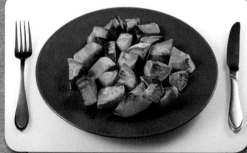

Weight: 10 oz

80g CARBS	340 CALS	0g FAT	6g FIBER

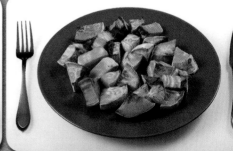

Weight: 12 oz

Wedges (baked)

14g CARBS	**70** CALS	**1**g FAT	**1**g FIBER

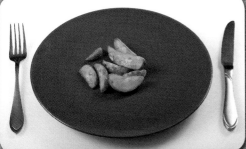

Weight: 2 oz

29g CARBS	**139** CALS	**2**g FAT	**2**g FIBER

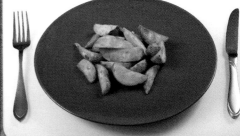

Weight: 4 oz

43g CARBS	**209** CALS	**4**g FAT	**3**g FIBER

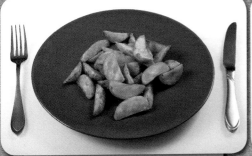

Weight: 6 oz

58g CARBS	**279** CALS	**5**g FAT	**5**g FIBER

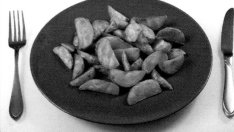

Weight: 8 oz

72g CARBS	**349** CALS	**6**g FAT	**6**g FIBER

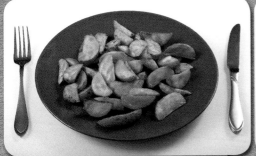

Weight: 10 oz

87g CARBS	**418** CALS	**7**g FAT	**7**g FIBER

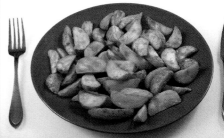

Weight: 12 oz

Brown Rice

7g CARBS	32 CALS	0g FAT	1g FIBER

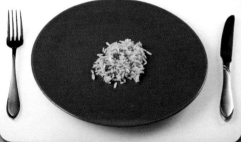

Weight: 1 oz

13g CARBS	64 CALS	0g FAT	1g FIBER

Weight: 2 oz

27g CARBS	127 CALS	1g FAT	2g FIBER

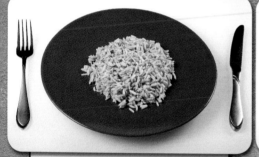

Weight: 4 oz **1 cup**

40g CARBS	191 CALS	1g FAT	3g FIBER

Weight: 6 oz

53g CARBS	254 CALS	2g FAT	4g FIBER

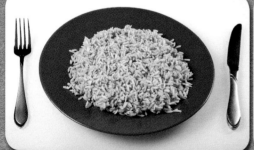

Weight: 8 oz

67g CARBS	318 CALS	2g FAT	5g FIBER

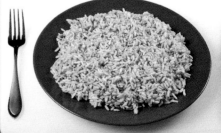

Weight: 10 oz

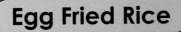

Egg Fried Rice

9g CARBS	46 CALS	1g FAT	0g FIBER

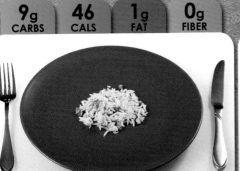

Weight: 1 oz

18g CARBS	92 CALS	1g FAT	1g FIBER

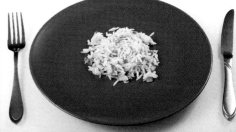

Weight: 2 oz

35g CARBS	185 CALS	3g FAT	1g FIBER

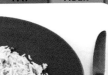

Weight: 4 oz   **1 cup**

53g CARBS	277 CALS	4g FAT	2g FIBER

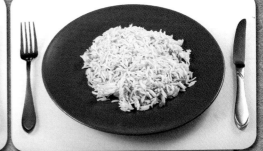

Weight: 6 oz

70g CARBS	370 CALS	5g FAT	2g FIBER

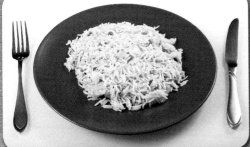

Weight: 8 oz

88g CARBS	462 CALS	6g FAT	3g FIBER

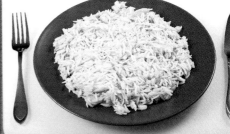

Weight: 10 oz

Mexican Rice

4g CARBS	**41** CALS	**2g** FAT	**0g** FIBER

Weight: 1 oz

8g CARBS	**82** CALS	**4g** FAT	**0g** FIBER

Weight: 2 oz

17g CARBS	**164** CALS	**9g** FAT	**0g** FIBER

Weight: 4 oz   **1 cup**

25g CARBS	**247** CALS	**13g** FAT	**1g** FIBER

Weight: 6 oz

34g CARBS	**329** CALS	**17g** FAT	**1g** FIBER

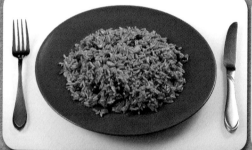

Weight: 8 oz

42g CARBS	**411** CALS	**22g** FAT	**1g** FIBER

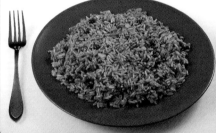

Weight: 10 oz

Pilaf Rice

| **7g** CARBS | **40** CALS | **1g** FAT | **0g** FIBER |

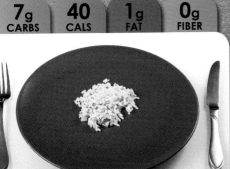

Weight: 1 oz

| **14g** CARBS | **81** CALS | **3g** FAT | **0g** FIBER |

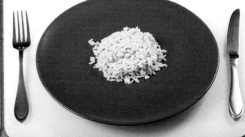

Weight: 2 oz

| **29g** CARBS | **161** CALS | **5g** FAT | **0g** FIBER |

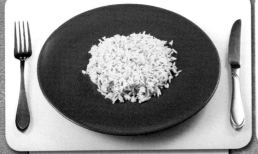

Weight: 4 oz   **1 cup**

| **43g** CARBS | **242** CALS | **8g** FAT | **1g** FIBER |

Weight: 6 oz

| **57g** CARBS | **322** CALS | **10g** FAT | **1g** FIBER |

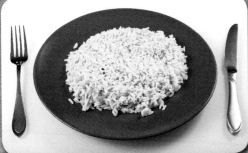

Weight: 8 oz

| **71g** CARBS | **403** CALS | **13g** FAT | **1g** FIBER |

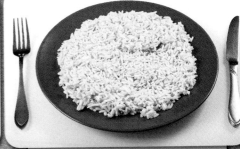

Weight: 10 oz

Special Fried Rice (chicken & shrimp)

11g CARBS	48 CALS	0g FAT	0g FIBER

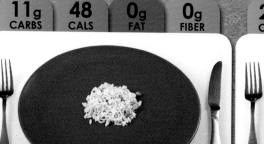

Weight: 1 oz

22g CARBS	96 CALS	0g FAT	1g FIBER

Weight: 2 oz

44g CARBS	193 CALS	1g FAT	2g FIBER

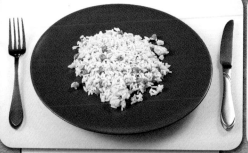

Weight: 4 oz　**1 cup**

65g CARBS	289 CALS	1g FAT	2g FIBER

Weight: 6 oz

87g CARBS	386 CALS	2g FAT	3g FIBER

Weight: 8 oz

109g CARBS	482 CALS	2g FAT	4g FIBER

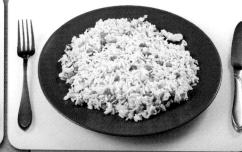

Weight: 10 oz

White Rice

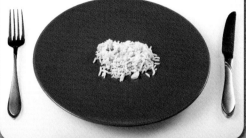

8g CARBS	**37** CALS	**0g** FAT	**0g** FIBER

Weight: 1 oz

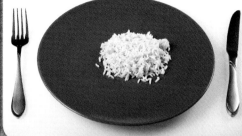

16g CARBS	**74** CALS	**0g** FAT	**0g** FIBER

Weight: 2 oz

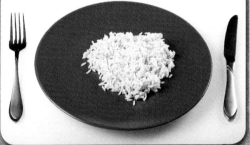

32g CARBS	**147** CALS	**0g** FAT	**0g** FIBER

Weight: 4 oz   **1 cup**

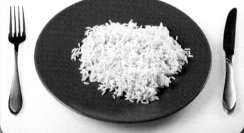

48g CARBS	**221** CALS	**0g** FAT	**1g** FIBER

Weight: 6 oz

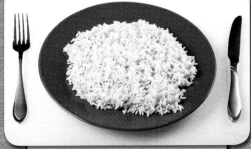

64g CARBS	**295** CALS	**1g** FAT	**1g** FIBER

Weight: 8 oz

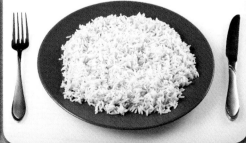

80g CARBS	**369** CALS	**1g** FAT	**1g** FIBER

Weight: 10 oz

Wild Rice
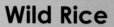

6g CARBS	**29** CALS	**0g** FAT	**1g** FIBER

Weight: 1 oz

12g CARBS	**57** CALS	**0g** FAT	**1g** FIBER

Weight: 2 oz

24g CARBS	**115** CALS	**0g** FAT	**2g** FIBER

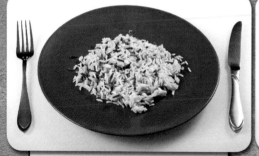

Weight: 4 oz   **1 cup**

36g CARBS	**172** CALS	**1g** FAT	**3g** FIBER

Weight: 6 oz

48g CARBS	**229** CALS	**1g** FAT	**4g** FIBER

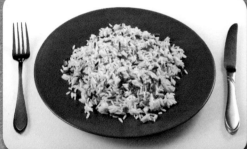

Weight: 8 oz

60g CARBS	**286** CALS	**1g** FAT	**5g** FIBER

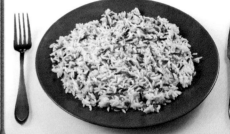

Weight: 10 oz

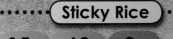 **Sticky Rice**

 Polenta

15g CARBS	**69** CALS	**0**g FAT	**1**g FIBER

10g CARBS	**41** CALS	**0**g FAT	**1**g FIBER

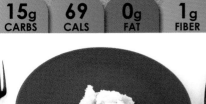

Weight: 2½ oz

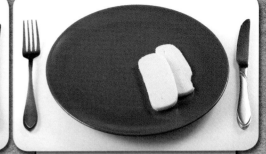

Weight: 2 oz

30g CARBS	**139** CALS	**0**g FAT	**1**g FIBER

21g CARBS	**82** CALS	**0**g FAT	**3**g FIBER

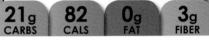

Weight: 5 oz   **1 cup**

Weight: 4 oz

60g CARBS	**278** CALS	**1**g FAT	**3**g FIBER

31g CARBS	**122** CALS	**1**g FAT	**4**g FIBER

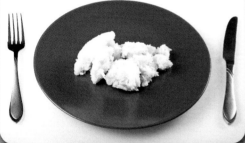

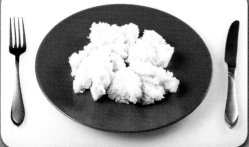

Weight: 10 oz

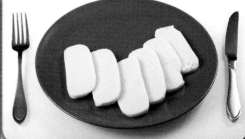

Weight: 6 oz

Bulgur Wheat

16g CARBS	71 CALS	0g FAT	4g FIBER

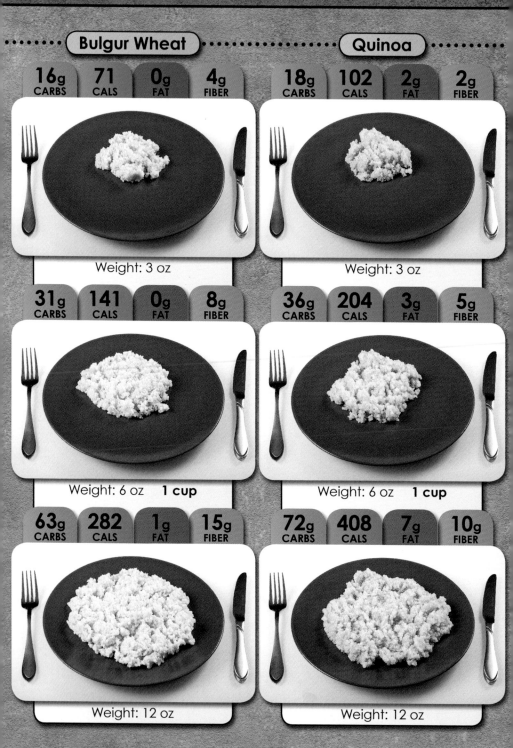

Weight: 3 oz

31g CARBS	141 CALS	0g FAT	8g FIBER

Weight: 6 oz   **1 cup**

63g CARBS	282 CALS	1g FAT	15g FIBER

Weight: 12 oz

Quinoa

18g CARBS	102 CALS	2g FAT	2g FIBER

Weight: 3 oz

36g CARBS	204 CALS	3g FAT	5g FIBER

Weight: 6 oz   **1 cup**

72g CARBS	408 CALS	7g FAT	10g FIBER

Weight: 12 oz

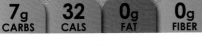

COUSCOUS

7g CARBS	32 CALS	0g FAT	0g FIBER

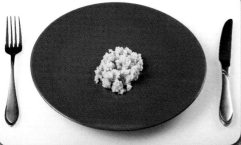

Weight: 1 oz

13g CARBS	64 CALS	0g FAT	1g FIBER

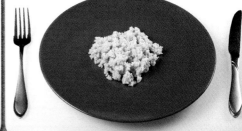

Weight: 2 oz

26g CARBS	127 CALS	0g FAT	2g FIBER

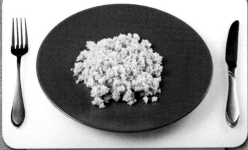

Weight: 4 oz   **1 cup**

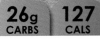

39g CARBS	191 CALS	0g FAT	2g FIBER

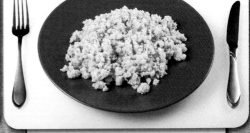

Weight: 6 oz

53g CARBS	254 CALS	0g FAT	3g FIBER

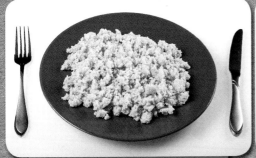

Weight: 8 oz

66g CARBS	318 CALS	0g FAT	4g FIBER

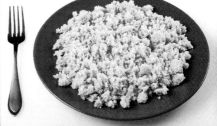

Weight: 10 oz

Noodles (egg)

14g CARBS	**78** CALS	**1g** FAT	**1g** FIBER

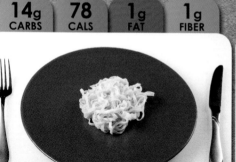

Weight: 2 oz

29g CARBS	**156** CALS	**2g** FAT	**1g** FIBER

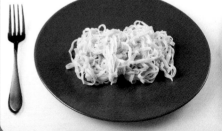

Weight: 4 oz   **1 cup**

43g CARBS	**235** CALS	**4g** FAT	**2g** FIBER

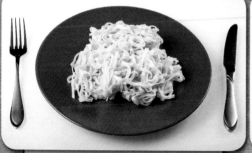

Weight: 6 oz

57g CARBS	**313** CALS	**5g** FAT	**3g** FIBER

Weight: 8 oz

71g CARBS	**391** CALS	**6g** FAT	**3g** FIBER

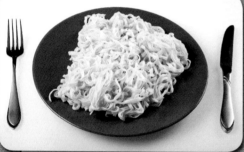

Weight: 10 oz

86g CARBS	**469** CALS	**7g** FAT	**4g** FIBER

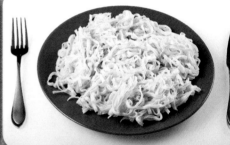

Weight: 12 oz

Noodles (rice)

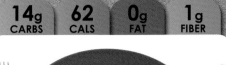

14g CARBS	**62** CALS	**0g** FAT	**1g** FIBER

Weight: 2 oz

28g CARBS	**124** CALS	**0g** FAT	**1g** FIBER

Weight: 4 oz   **1 cup**

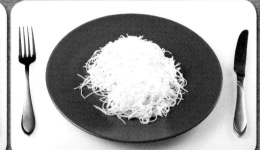

42g CARBS	**185** CALS	**0g** FAT	**2g** FIBER

Weight: 6 oz

56g CARBS	**247** CALS	**0g** FAT	**2g** FIBER

Weight: 8 oz

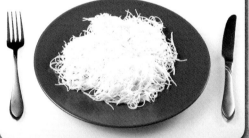
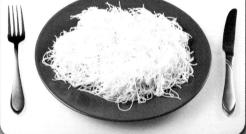

71g CARBS	**309** CALS	**1g** FAT	**3g** FIBER

Weight: 10 oz

85g CARBS	**371** CALS	**1g** FAT	**3g** FIBER

Weight: 12 oz

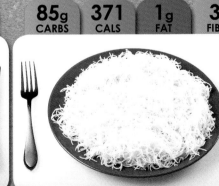

Macaroni

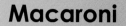

17g CARBS	**90** CALS	**1g** FAT	**1g** FIBER

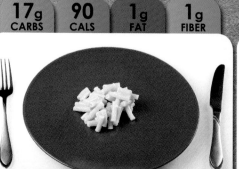

Weight: 2 oz

35g CARBS	**179** CALS	**1g** FAT	**2g** FIBER

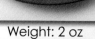

Weight: 4 oz   **1 cup**

52g CARBS	**269** CALS	**2g** FAT	**3g** FIBER

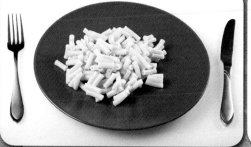

Weight: 6 oz

70g CARBS	**358** CALS	**2g** FAT	**4g** FIBER

Weight: 8 oz

87g CARBS	**448** CALS	**3g** FAT	**5g** FIBER

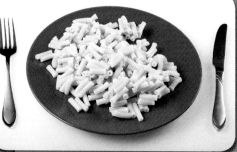

Weight: 10 oz

105g CARBS	**538** CALS	**3g** FAT	**6g** FIBER

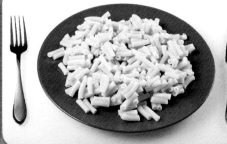

Weight: 12 oz

Pasta Shells

20g CARBS	**95** CALS	**1**g FAT	**1**g FIBER

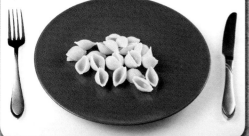

Weight: 2 oz

40g CARBS	**189** CALS	**1**g FAT	**2**g FIBER

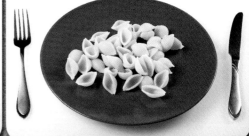

Weight: 4 oz   **1 cup**

61g CARBS	**284** CALS	**2**g FAT	**3**g FIBER

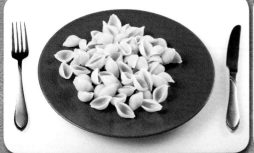

Weight: 6 oz

81g CARBS	**379** CALS	**2**g FAT	**4**g FIBER

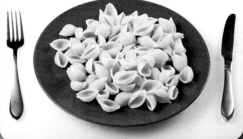

Weight: 8 oz

101g CARBS	**473** CALS	**3**g FAT	**5**g FIBER

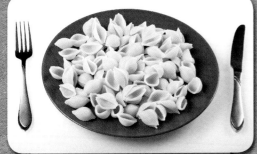

Weight: 10 oz

121g CARBS	**568** CALS	**3**g FAT	**6**g FIBER

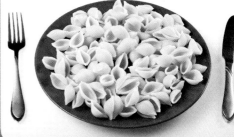

Weight: 12 oz

Pasta Spirals

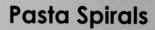

21g CARBS	**96** CALS	**1**g FAT	**1**g FIBER

Weight: 2 oz

41g CARBS	**192** CALS	**1**g FAT	**2**g FIBER

Weight: 4 oz   **1 cup**

62g CARBS	**287** CALS	**2**g FAT	**3**g FIBER

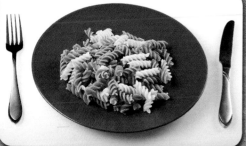

Weight: 6 oz

82g CARBS	**383** CALS	**2**g FAT	**4**g FIBER

Weight: 8 oz

103g CARBS	**479** CALS	**3**g FAT	**5**g FIBER

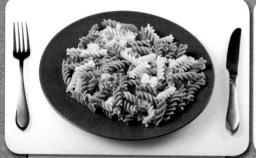

Weight: 10 oz

123g CARBS	**575** CALS	**3**g FAT	**6**g FIBER

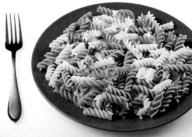

Weight: 12 oz

Penne

20g CARBS	95 CALS	1g FAT	1g FIBER

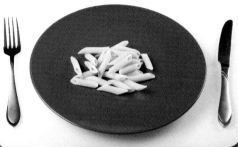

Weight: 2 oz

40g CARBS	191 CALS	1g FAT	2g FIBER

Weight: 4 oz   **1 cup**

60g CARBS	286 CALS	2g FAT	3g FIBER

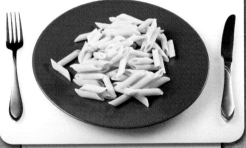

Weight: 6 oz

81g CARBS	381 CALS	2g FAT	4g FIBER

Weight: 8 oz

101g CARBS	476 CALS	3g FAT	5g FIBER

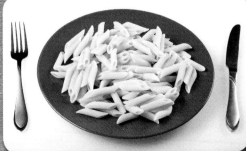

Weight: 10 oz

121g CARBS	572 CALS	3g FAT	6g FIBER

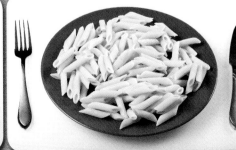

Weight: 12 oz

Spaghetti (white)

17g CARBS	90 CALS	1g FAT	1g FIBER

Weight: 2 oz

35g CARBS	179 CALS	1g FAT	2g FIBER

Weight: 4 oz

52g CARBS	269 CALS	2g FAT	3g FIBER

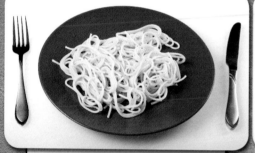

Weight: 6 oz

70g CARBS	358 CALS	2g FAT	4g FIBER

Weight: 8 oz

87g CARBS	448 CALS	3g FAT	5g FIBER

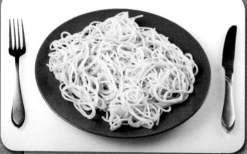

Weight: 10 oz   **2 cups**

105g CARBS	538 CALS	3g FAT	6g FIBER

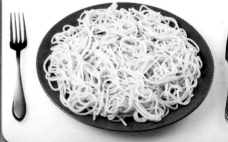

Weight: 12 oz

Spaghetti (whole wheat)

15g CARBS	**70** CALS	**0**g FAT	**3**g FIBER

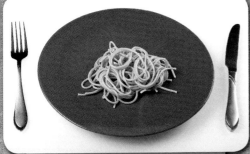

Weight: 2 oz

30g CARBS	**141** CALS	**1**g FAT	**5**g FIBER

Weight: 4 oz

45g CARBS	**211** CALS	**1**g FAT	**8**g FIBER

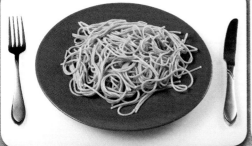

Weight: 6 oz

60g CARBS	**281** CALS	**1**g FAT	**10**g FIBER

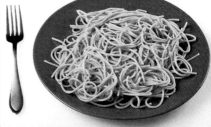

Weight: 8 oz

75g CARBS	**352** CALS	**2**g FAT	**13**g FIBER

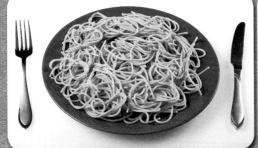

Weight: 10 oz   **2 cups**

90g CARBS	**422** CALS	**2**g FAT	**15**g FIBER

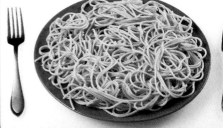

Weight: 12 oz

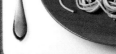

Ravioli (fresh, meat-filled)

19g CARBS	125 CALS	3g FAT	1g FIBER

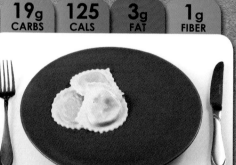

Weight: 2½ oz

39g CARBS	251 CALS	6g FAT	2g FIBER

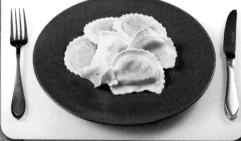

Weight: 5 oz

58g CARBS	376 CALS	9g FAT	2g FIBER

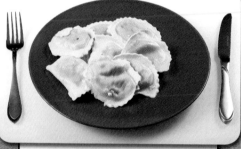

Weight: 7½ oz

77g CARBS	502 CALS	12g FAT	3g FIBER

Weight: 10 oz

96g CARBS	627 CALS	16g FAT	4g FIBER

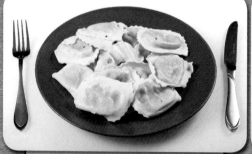

Weight: 12½ oz

116g CARBS	753 CALS	19g FAT	5g FIBER

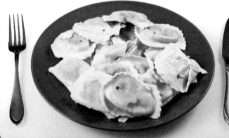

Weight: 15 oz

Tortellini (fresh, cheese-filled)

28g CARBS	**185** CALS	**5**g FAT	**1**g FIBER

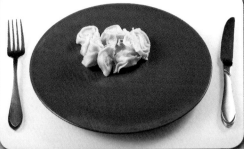

Weight: 3 oz

55g CARBS	**369** CALS	**10**g FAT	**2**g FIBER

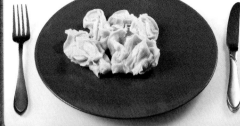

Weight: 6 oz

83g CARBS	**554** CALS	**15**g FAT	**3**g FIBER

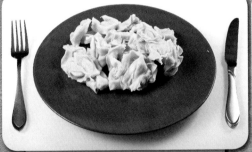

Weight: 9 oz

111g CARBS	**738** CALS	**20**g FAT	**4**g FIBER

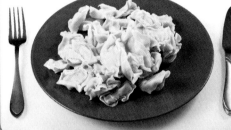

Weight: 12 oz

138g CARBS	**923** CALS	**26**g FAT	**5**g FIBER

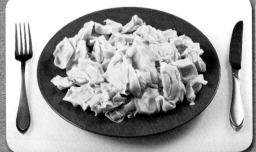

Weight: 15 oz

166g CARBS	**1107** CALS	**31**g FAT	**6**g FIBER

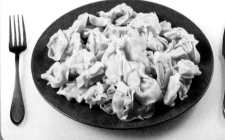

Weight: 18 oz

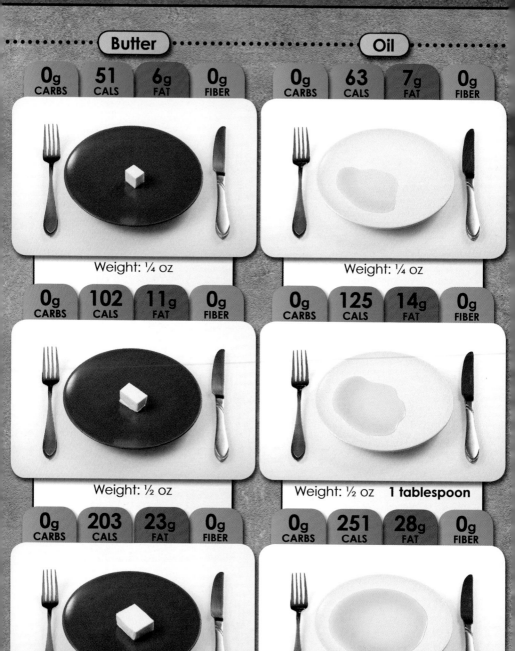

Butter ・・・・・・・・・・・・ **Oil**

0g CARBS	51 CALS	6g FAT	0g FIBER

0g CARBS	63 CALS	7g FAT	0g FIBER

Weight: ¼ oz

Weight: ¼ oz

0g CARBS	102 CALS	11g FAT	0g FIBER

0g CARBS	125 CALS	14g FAT	0g FIBER

Weight: ½ oz

Weight: ½ oz   **1 tablespoon**

0g CARBS	203 CALS	23g FAT	0g FIBER

0g CARBS	251 CALS	28g FAT	0g FIBER

Weight: 1 oz

Weight: 1 oz

A1 Steak Sauce®

3g CARBS	**13** CALS	**0g** FAT	**0g** FIBER

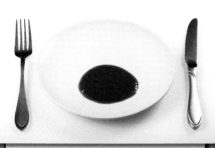

Weight: ½ oz **1 tablespoon**

5g CARBS	**25** CALS	**0g** FAT	**0g** FIBER

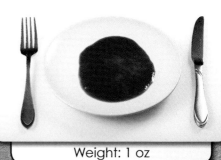

Weight: 1 oz

BBQ Sauce

5g CARBS	**21** CALS	**0g** FAT	**0g** FIBER

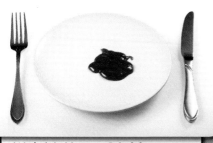

Weight: ½ oz **1 tablespoon**

10g CARBS	**43** CALS	**0g** FAT	**0g** FIBER

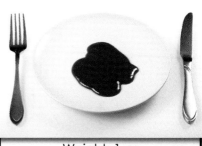

Weight: 1 oz

Bernaise

2g CARBS	**179** CALS	**19g** FAT	**0g** FIBER

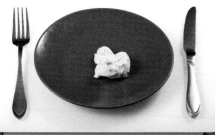

Weight: 1 oz **2 tablespoons**

4g CARBS	**357** CALS	**38g** FAT	**0g** FIBER

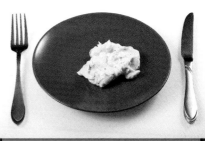

Weight: 2 oz

Blue Cheese Dressing

| **1g** CARBS | **135** CALS | **14g** FAT | **0g** FIBER |

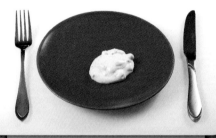

| **3g** CARBS | **270** CALS | **29g** FAT | **0g** FIBER |

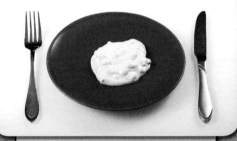

Weight: 1 oz   **2 tablespoons**

Weight: 2 oz

Caesar Dressing

| **0g** CARBS | **77** CALS | **8g** FAT | **0g** FIBER |

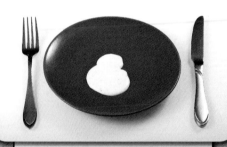

| **1g** CARBS | **154** CALS | **16g** FAT | **0g** FIBER |

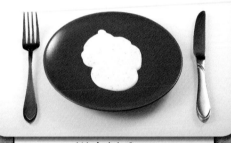

Weight: ½ oz   **1 tablespoon**

Weight: 1 oz

Chili Sauce

| **6g** CARBS | **29** CALS | **0g** FAT | **2g** FIBER |

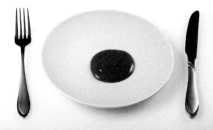

| **11g** CARBS | **59** CALS | **0g** FAT | **3g** FIBER |

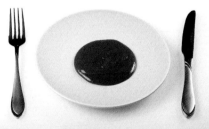

Weight: 1 oz   **2 tablespoons**

Weight: 2 oz

Coleslaw

3g CARBS	146 CALS	15g FAT	1g FIBER

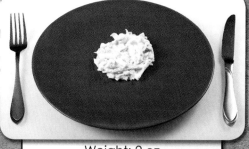

7g CARBS	293 CALS	30g FAT	2g FIBER

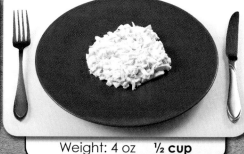

Weight: 2 oz

Weight: 4 oz   **½ cup**

Cranberry Sauce

11g CARBS	43 CALS	0g FAT	0g FIBER

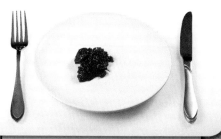

22g CARBS	86 CALS	0g FAT	1g FIBER

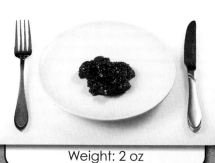

Weight: 1 oz   **1½ tablespoons**

Weight: 2 oz

Gravy

6g CARBS	58 CALS	2g FAT	0g FIBER

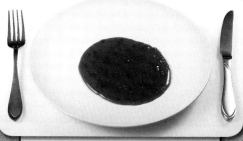

12g CARBS	116 CALS	5g FAT	1g FIBER

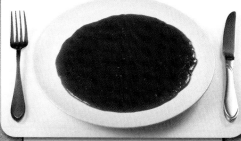

Weight: 4 oz

Weight: 8 oz   **1 cup**

Guacamole

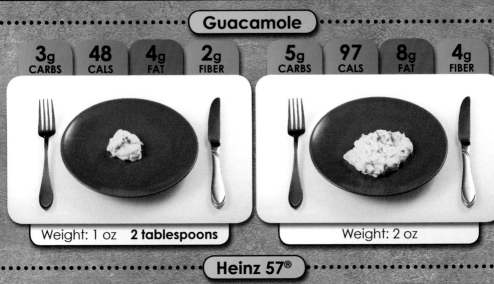

| 3g CARBS | 48 CALS | 4g FAT | 2g FIBER | | 5g CARBS | 97 CALS | 8g FAT | 4g FIBER |

Weight: 1 oz **2 tablespoons**

Weight: 2 oz

Heinz 57®

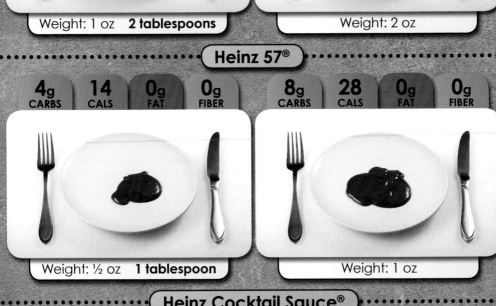

| 4g CARBS | 14 CALS | 0g FAT | 0g FIBER | | 8g CARBS | 28 CALS | 0g FAT | 0g FIBER |

Weight: ½ oz **1 tablespoon**

Weight: 1 oz

Heinz Cocktail Sauce®

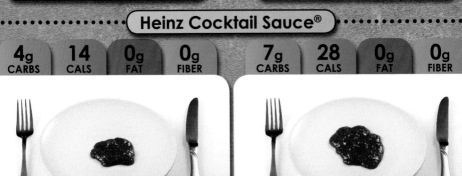

| 4g CARBS | 14 CALS | 0g FAT | 0g FIBER | | 7g CARBS | 28 CALS | 0g FAT | 0g FIBER |

Weight: ½ oz **1 tablespoon**

Weight: 1 oz

Horseradish

3g CARBS	**14** CALS	**0**g FAT	**1**g FIBER		**6**g CARBS	**27** CALS	**0**g FAT	**2**g FIBER

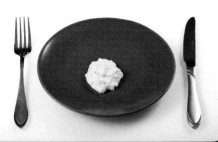

Weight: 1 oz   **1½ tablespoons**

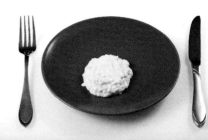

Weight: 2 oz

Hot Dog Relish (sweet)

10g CARBS	**37** CALS	**0**g FAT	**0**g FIBER		**20**g CARBS	**74** CALS	**0**g FAT	**1**g FIBER

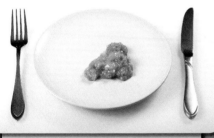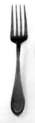

Weight: 1 oz   **1½ tablespoons**

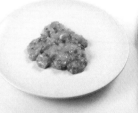

Weight: 2 oz

Italian Dressing

1g CARBS	**41** CALS	**4**g FAT	**0**g FIBER		**3**g CARBS	**82** CALS	**8**g FAT	**0**g FIBER

Weight: ½ oz   **1 tablespoon**

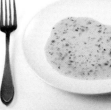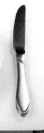

Weight: 1 oz

Ketchup

7g CARBS	27 CALS	0g FAT	0g FIBER

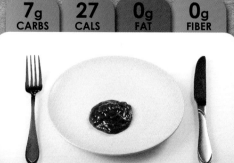

Weight: 1 oz   **2 tablespoons**

14g CARBS	55 CALS	0g FAT	0g FIBER

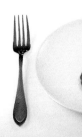

Weight: 2 oz

Mayonnaise

0g CARBS	98 CALS	11g FAT	0g FIBER

Weight: ½ oz   **1 tablespoon**

0g CARBS	195 CALS	22g FAT	0g FIBER

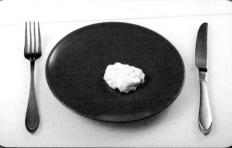

Weight: 1 oz

Mayonnaise (light)

2g CARBS	33 CALS	3g FAT	0g FIBER

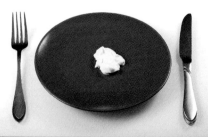

Weight: ½ oz   **1 tablespoon**

5g CARBS	65 CALS	5g FAT	0g FIBER

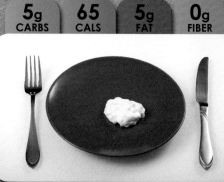

Weight: 1 oz

Miracle Whip®

2g CARBS	**40** CALS	**4**g FAT	**0**g FIBER

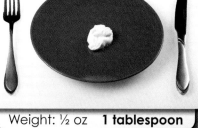

Weight: ½ oz   **1 tablespoon**

4g CARBS	**80** CALS	**7**g FAT	**0**g FIBER

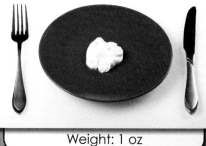

Weight: 1 oz

Mustard

1g CARBS	**9** CALS	**1**g FAT	**0**g FIBER

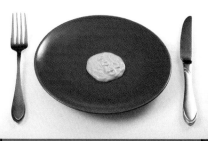
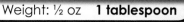

Weight: ½ oz   **1 tablespoon**

2g CARBS	**19** CALS	**1**g FAT	**1**g FIBER

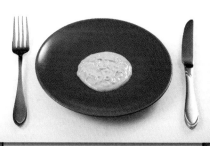

Weight: 1 oz

Pesto

2g CARBS	**129** CALS	**13**g FAT	**1**g FIBER

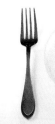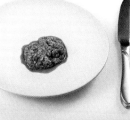
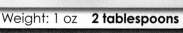

Weight: 1 oz   **2 tablespoons**

3g CARBS	**257** CALS	**26**g FAT	**2**g FIBER

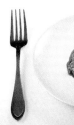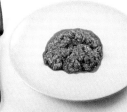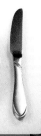

Weight: 2 oz

Queso Dip

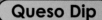

| 5g CARBS | 75 CALS | 5g FAT | 1g FIBER | | 11g CARBS | 150 CALS | 9g FAT | 2g FIBER |

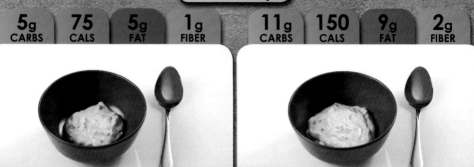

Weight: 2 oz

Weight: 4 oz ½ **cup**

Ranch Dressing

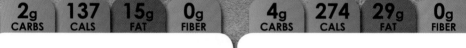

| 2g CARBS | 137 CALS | 15g FAT | 0g FIBER | | 4g CARBS | 274 CALS | 29g FAT | 0g FIBER |

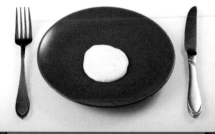 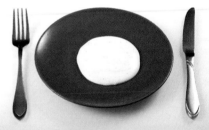

Weight: 1 oz **2 tablespoons**

Weight: 2 oz

Salsa

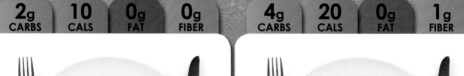

| 2g CARBS | 10 CALS | 0g FAT | 0g FIBER | | 4g CARBS | 20 CALS | 0g FAT | 1g FIBER |

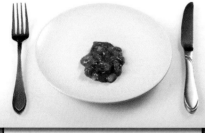 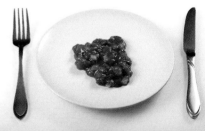

Weight: 1 oz **2 tablespoons**

Weight: 2 oz

Sour Cream

1g CARBS	55 CALS	6g FAT	0g FIBER

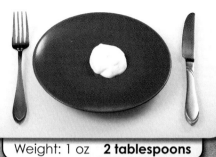

Weight: 1 oz   **2 tablespoons**

2g CARBS	109 CALS	11g FAT	0g FIBER

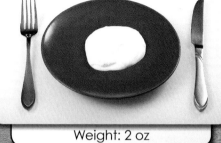

Weight: 2 oz

Soy Sauce

1g CARBS	8 CALS	0g FAT	0g FIBER

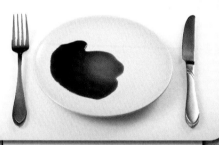

Weight: ½ oz   **1 tablespoon**

2g CARBS	15 CALS	0g FAT	0g FIBER

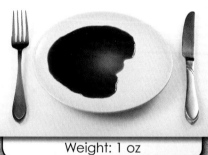

Weight: 1 oz

Sweet Chili Sauce

16g CARBS	65 CALS	0g FAT	0g FIBER

Weight: 1 oz   **2 tablespoons**

31g CARBS	130 CALS	0g FAT	0g FIBER

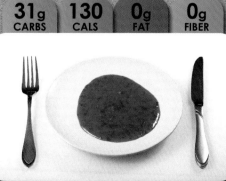

Weight: 2 oz

Tartar Sauce

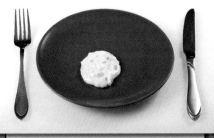

4g CARBS	94 CALS	9g FAT	0g FIBER

Weight: 1 oz **2 tablespoons**

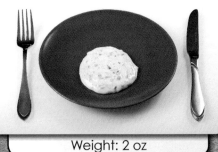

8g CARBS	189 CALS	19g FAT	0g FIBER

Weight: 2 oz

Thousand Island

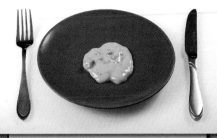

4g CARBS	105 CALS	10g FAT	0g FIBER

Weight: 1 oz **2 tablespoons**

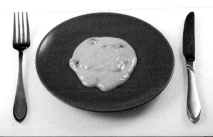

8g CARBS	210 CALS	20g FAT	0g FIBER

Weight: 2 oz

Worcestershire Sauce

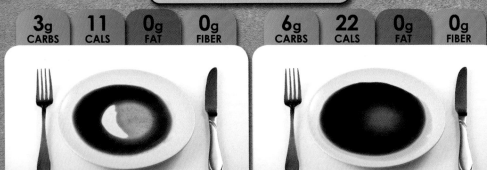

3g CARBS	11 CALS	0g FAT	0g FIBER

Weight: ½ oz **1 tablespoon**

6g CARBS	22 CALS	0g FAT	0g FIBER

Weight: 1 oz

Caramel Sauce

19g CARBS	71 CALS	0g FAT	0g FIBER

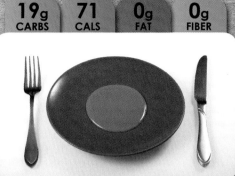

Weight: 1 oz   **1½ tablespoons**

37g CARBS	143 CALS	0g FAT	1g FIBER

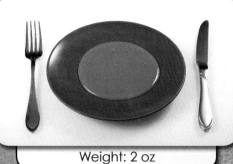

Weight: 2 oz

Chocolate Syrup

18g CARBS	79 CALS	0g FAT	1g FIBER

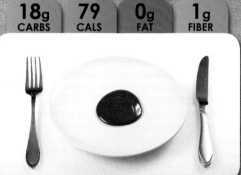

Weight: 1 oz   **1½ tablespoons**

37g CARBS	158 CALS	1g FAT	1g FIBER

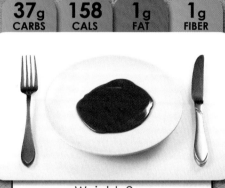

Weight: 2 oz

Cool Whip®

2g CARBS	25 CALS	2g FAT	0g FIBER

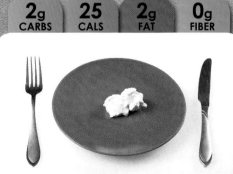

Weight: ⅓ oz   **2 tablespoons**

4g CARBS	50 CALS	4g FAT	0g FIBER

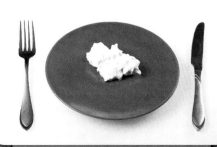

Weight: ⅔ oz

Fluff®

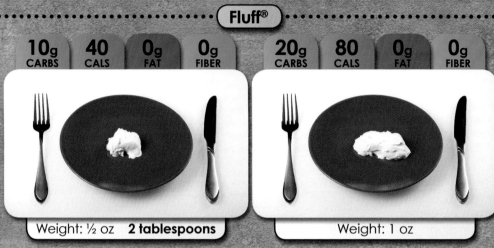

10g CARBS	40 CALS	0g FAT	0g FIBER

Weight: ½ oz **2 tablespoons**

20g CARBS	80 CALS	0g FAT	0g FIBER

Weight: 1 oz

Goober Grape®

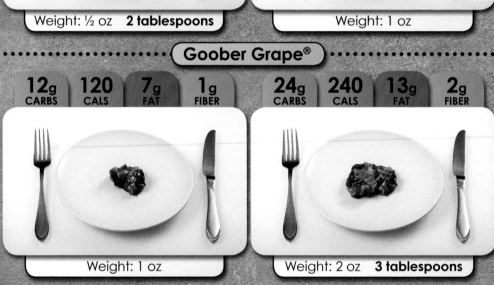

12g CARBS	120 CALS	7g FAT	1g FIBER

Weight: 1 oz

24g CARBS	240 CALS	13g FAT	2g FIBER

Weight: 2 oz **3 tablespoons**

Grape Jelly

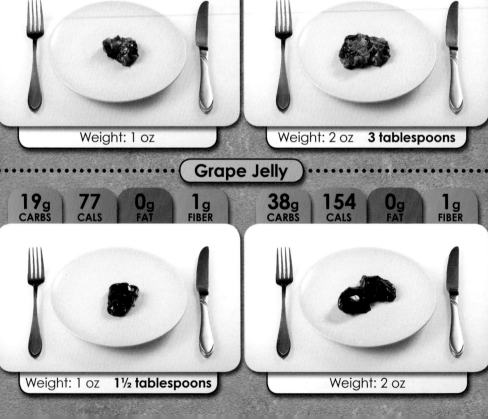

19g CARBS	77 CALS	0g FAT	1g FIBER

Weight: 1 oz **1½ tablespoons**

38g CARBS	154 CALS	0g FAT	1g FIBER

Weight: 2 oz

Honey

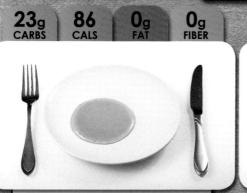

23g CARBS	86 CALS	0g FAT	0g FIBER

Weight: 1 oz   **1½ tablespoons**

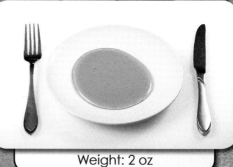

47g CARBS	172 CALS	0g FAT	0g FIBER

Weight: 2 oz

Hot Fudge

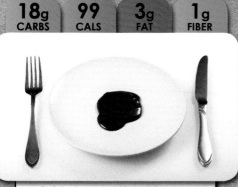

18g CARBS	99 CALS	3g FAT	1g FIBER

Weight: 1 oz   **1½ tablespoons**

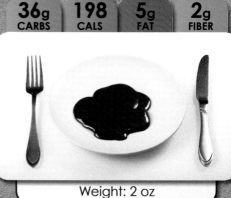

36g CARBS	198 CALS	5g FAT	2g FIBER

Weight: 2 oz

Maple Syrup

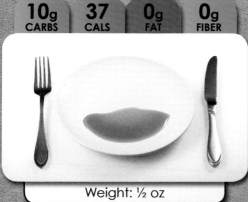

10g CARBS	37 CALS	0g FAT	0g FIBER

Weight: ½ oz

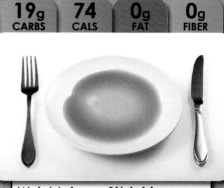

19g CARBS	74 CALS	0g FAT	0g FIBER

Weight: 1 oz   **1½ tablespoons**

Marmalade

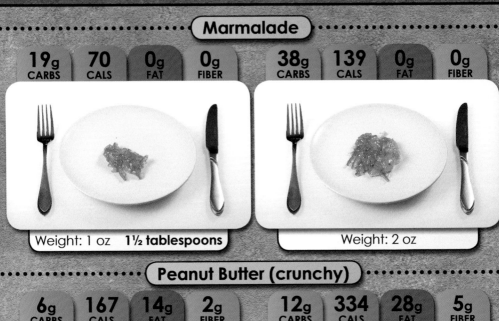

19g CARBS	70 CALS	0g FAT	0g FIBER

Weight: 1 oz **1½ tablespoons**

38g CARBS	139 CALS	0g FAT	0g FIBER

Weight: 2 oz

Peanut Butter (crunchy)

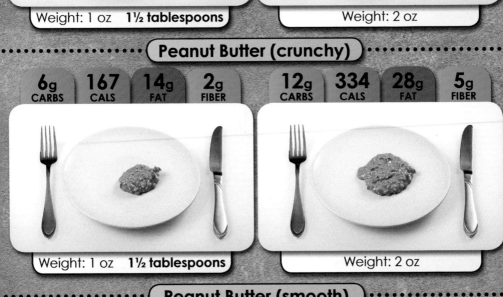

6g CARBS	167 CALS	14g FAT	2g FIBER

Weight: 1 oz **1½ tablespoons**

12g CARBS	334 CALS	28g FAT	5g FIBER

Weight: 2 oz

Peanut Butter (smooth)

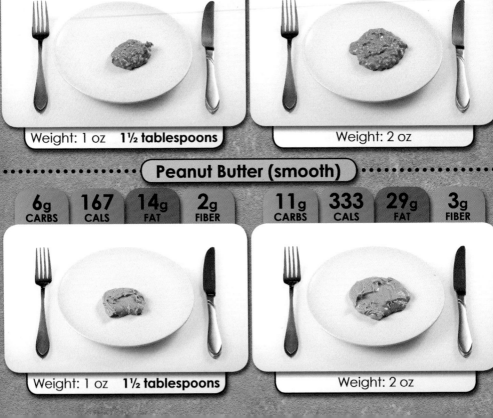

6g CARBS	167 CALS	14g FAT	2g FIBER

Weight: 1 oz **1½ tablespoons**

11g CARBS	333 CALS	29g FAT	3g FIBER

Weight: 2 oz

Strawberry Jelly

20g CARBS	79 CALS	0g FAT	0g FIBER

Weight: 1 oz   **1½ tablespoons**

39g CARBS	158 CALS	0g FAT	1g FIBER

Weight: 2 oz

Strawberry Syrup

9g CARBS	36 CALS	0g FAT	0g FIBER

Weight: ½ oz   **1 tablespoon**

19g CARBS	72 CALS	0g FAT	0g FIBER

Weight: 1 oz

Sugar

5g CARBS	19 CALS	0g FAT	0g FIBER

1 teaspoon

14g CARBS	55 CALS	0g FAT	0g FIBER

Weight: ½ oz   **1 tablespoon**

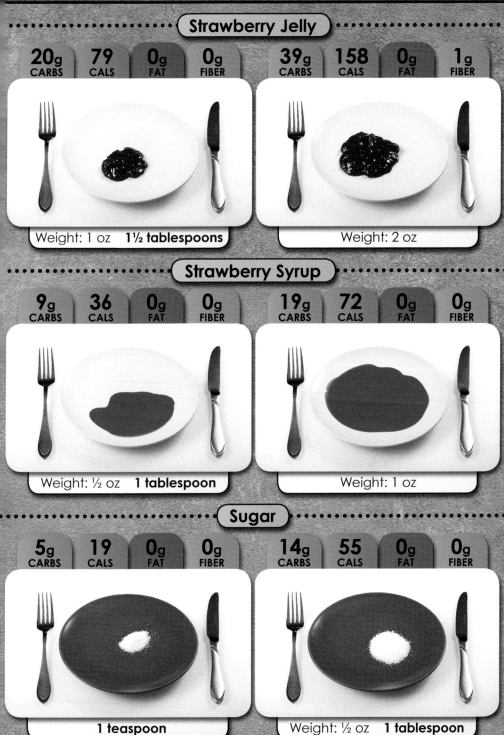

Artichoke (canned)

7g CARBS	30 CALS	0g FAT	5g FIBER

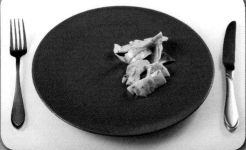

Weight: 2 oz

14g CARBS	60 CALS	0g FAT	10g FIBER

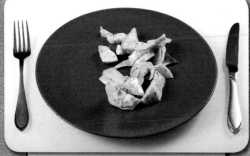

Weight: 4 oz

20g CARBS	90 CALS	1g FAT	15g FIBER

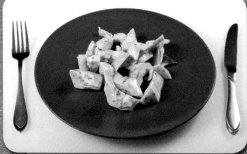

Weight: 6 oz   **1 cup**

Asparagus (steamed)

1g CARBS	6 CALS	0g FAT	1g FIBER

Weight: 1 oz

3g CARBS	19 CALS	0g FAT	2g FIBER

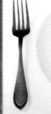

Weight: 3 oz

6g CARBS	31 CALS	0g FAT	3g FIBER

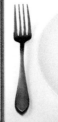

Weight: 5 oz

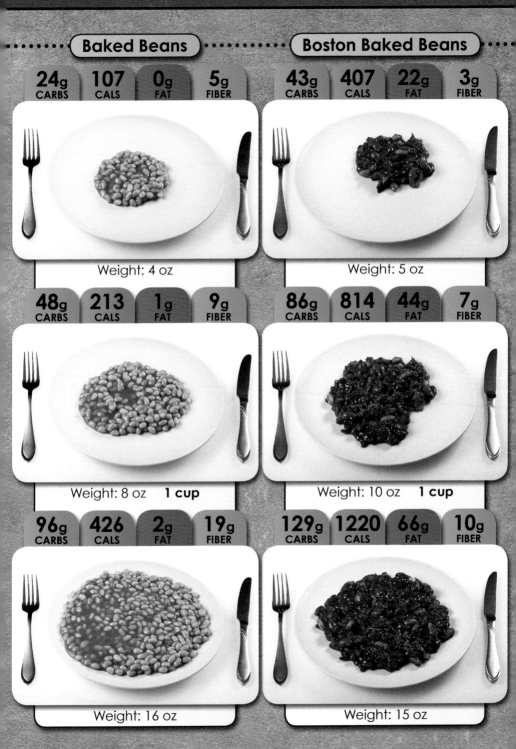

Baked Beans

24g CARBS	107 CALS	0g FAT	5g FIBER

Weight: 4 oz

48g CARBS	213 CALS	1g FAT	9g FIBER

Weight: 8 oz   **1 cup**

96g CARBS	426 CALS	2g FAT	19g FIBER

Weight: 16 oz

Boston Baked Beans

43g CARBS	407 CALS	22g FAT	3g FIBER

Weight: 5 oz

86g CARBS	814 CALS	44g FAT	7g FIBER

Weight: 10 oz   **1 cup**

129g CARBS	1220 CALS	66g FAT	10g FIBER

Weight: 15 oz

Black Eyed Peas

12g CARBS	66 CALS	0g FAT	4g FIBER

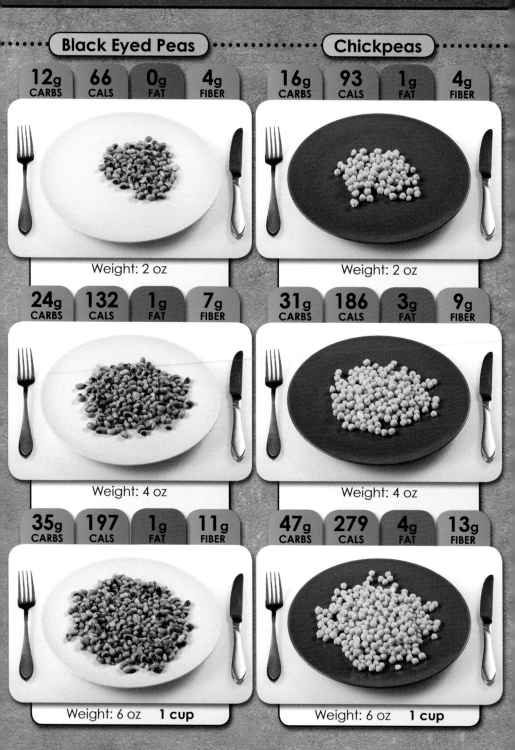

Weight: 2 oz

24g CARBS	132 CALS	1g FAT	7g FIBER

Weight: 4 oz

35g CARBS	197 CALS	1g FAT	11g FIBER

Weight: 6 oz **1 cup**

Chickpeas

16g CARBS	93 CALS	1g FAT	4g FIBER

Weight: 2 oz

31g CARBS	186 CALS	3g FAT	9g FIBER

Weight: 4 oz

47g CARBS	279 CALS	4g FAT	13g FIBER

Weight: 6 oz **1 cup**

Edamame Beans

2g CARBS	31 CALS	1g FAT	1g FIBER

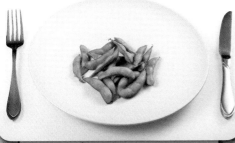

Weight: 2 oz

5g CARBS	62 CALS	3g FAT	3g FIBER

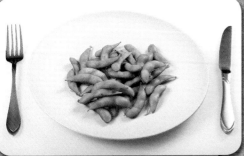

Weight: 4 oz   **1 cup**

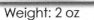

7g CARBS	94 CALS	4g FAT	4g FIBER

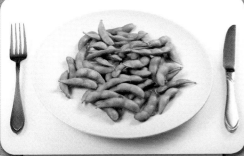

Weight: 6 oz

Fava Beans

11g CARBS	62 CALS	0g FAT	3g FIBER

Weight: 2 oz

22g CARBS	125 CALS	0g FAT	6g FIBER

Weight: 4 oz

33g CARBS	187 CALS	1g FAT	9g FIBER

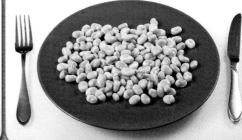

Weight: 6 oz   **1 cup**

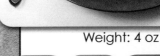

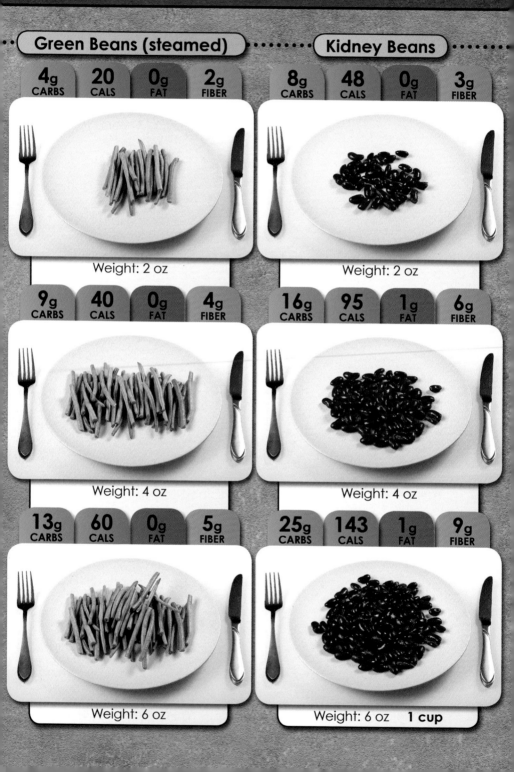

Green Beans (steamed)

4g CARBS	20 CALS	0g FAT	2g FIBER

Weight: 2 oz

9g CARBS	40 CALS	0g FAT	4g FIBER

Weight: 4 oz

13g CARBS	60 CALS	0g FAT	5g FIBER

Weight: 6 oz

Kidney Beans

8g CARBS	48 CALS	0g FAT	3g FIBER

Weight: 2 oz

16g CARBS	95 CALS	1g FAT	6g FIBER

Weight: 4 oz

25g CARBS	143 CALS	1g FAT	9g FIBER

Weight: 6 oz   **1 cup**

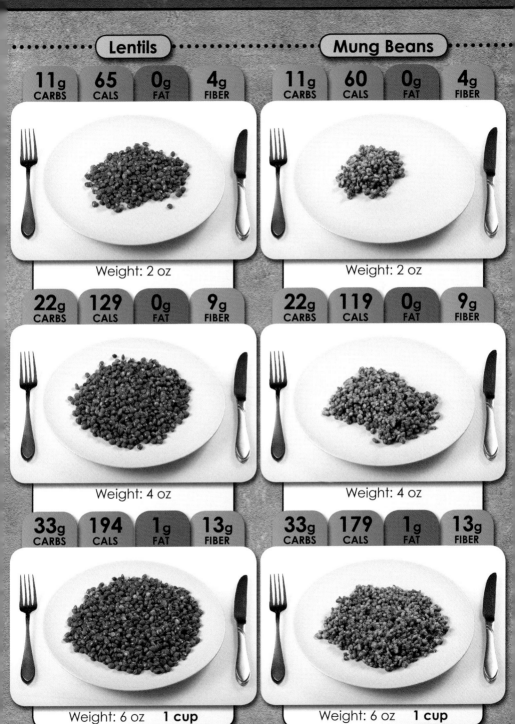

Lentils

| 11g CARBS | 65 CALS | 0g FAT | 4g FIBER |

Weight: 2 oz

| 22g CARBS | 129 CALS | 0g FAT | 9g FIBER |

Weight: 4 oz

| 33g CARBS | 194 CALS | 1g FAT | 13g FIBER |

Weight: 6 oz   **1 cup**

Mung Beans

| 11g CARBS | 60 CALS | 0g FAT | 4g FIBER |

Weight: 2 oz

| 22g CARBS | 119 CALS | 0g FAT | 9g FIBER |

Weight: 4 oz

| 33g CARBS | 179 CALS | 1g FAT | 13g FIBER |

Weight: 6 oz   **1 cup**

Refried Beans

| 9g CARBS | 52 CALS | 1g FAT | 3g FIBER |

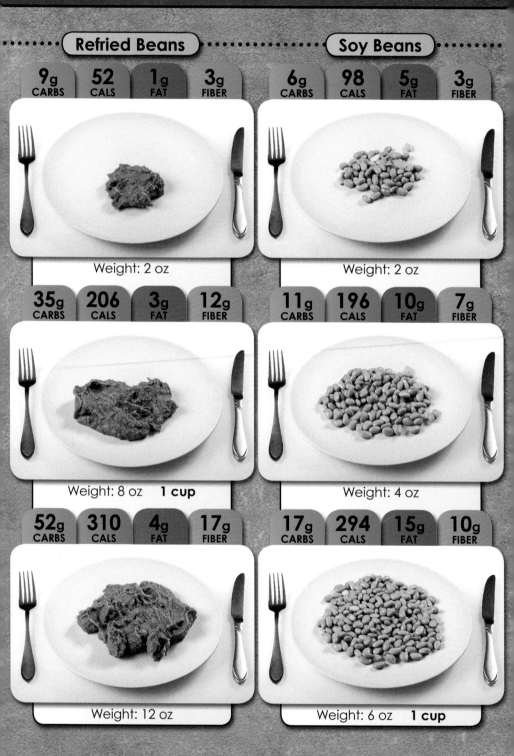

Weight: 2 oz

| 35g CARBS | 206 CALS | 3g FAT | 12g FIBER |

Weight: 8 oz **1 cup**

| 52g CARBS | 310 CALS | 4g FAT | 17g FIBER |

Weight: 12 oz

Soy Beans

| 6g CARBS | 98 CALS | 5g FAT | 3g FIBER |

Weight: 2 oz

| 11g CARBS | 196 CALS | 10g FAT | 7g FIBER |

Weight: 4 oz

| 17g CARBS | 294 CALS | 15g FAT | 10g FIBER |

Weight: 6 oz **1 cup**

Bamboo Shoots

1g CARBS	5 CALS	0g FAT	0g FIBER

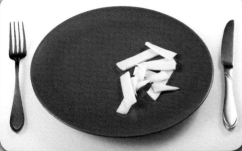

Weight: 1 oz

2g CARBS	11 CALS	0g FAT	1g FIBER

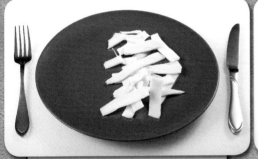

Weight: 2 oz   **½ cup**

3g CARBS	16 CALS	0g FAT	1g FIBER

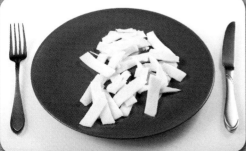

Weight: 3 oz

Bean Sprouts

3g CARBS	18 CALS	0g FAT	1g FIBER

Weight: 2 oz

7g CARBS	35 CALS	1g FAT	2g FIBER

Weight: 4 oz

10g CARBS	53 CALS	1g FAT	3g FIBER

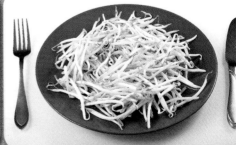

Weight: 6 oz

Beets (boiled)

6g CARBS	25 CALS	0g FAT	1g FIBER

Weight: 2 oz

11g CARBS	50 CALS	0g FAT	2g FIBER

Weight: 4 oz

17g CARBS	75 CALS	0g FAT	3g FIBER

Weight: 6 oz   **1 cup**

Bell Pepper (raw)

1g CARBS	6 CALS	0g FAT	0g FIBER

Weight: 1 oz

3g CARBS	11 CALS	0g FAT	1g FIBER

Weight: 2 oz

4g CARBS	17 CALS	0g FAT	1g FIBER

Weight: 3 oz

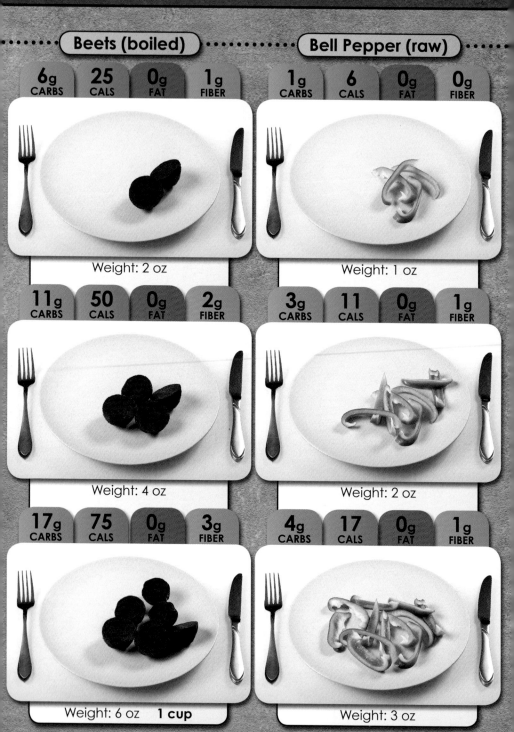

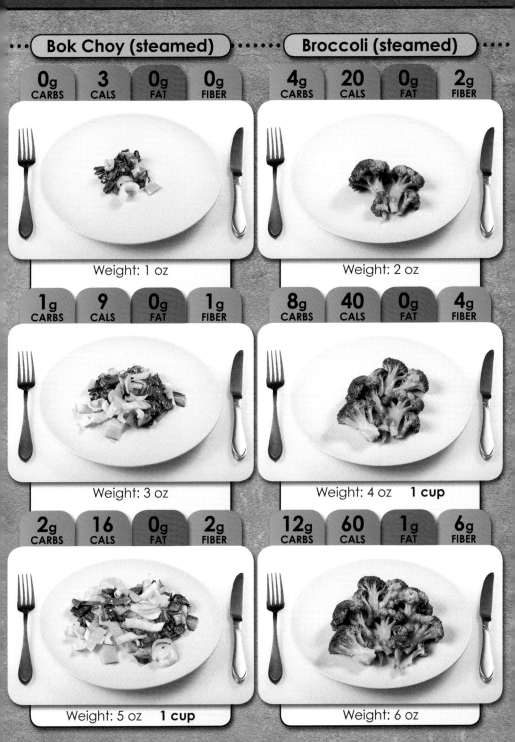

Bok Choy (steamed)

0g CARBS	3 CALS	0g FAT	0g FIBER

Weight: 1 oz

1g CARBS	9 CALS	0g FAT	1g FIBER

Weight: 3 oz

2g CARBS	16 CALS	0g FAT	2g FIBER

Weight: 5 oz   **1 cup**

Broccoli (steamed)

4g CARBS	20 CALS	0g FAT	2g FIBER

Weight: 2 oz

8g CARBS	40 CALS	0g FAT	4g FIBER

Weight: 4 oz   **1 cup**

12g CARBS	60 CALS	1g FAT	6g FIBER

Weight: 6 oz

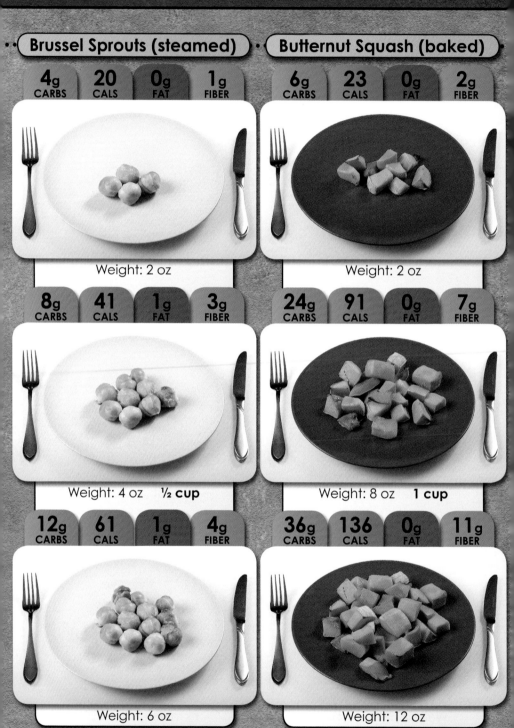

Brussel Sprouts (steamed)

4g CARBS	20 CALS	0g FAT	1g FIBER

Weight: 2 oz

8g CARBS	41 CALS	1g FAT	3g FIBER

Weight: 4 oz   ½ cup

12g CARBS	61 CALS	1g FAT	4g FIBER

Weight: 6 oz

Butternut Squash (baked)

6g CARBS	23 CALS	0g FAT	2g FIBER

Weight: 2 oz

24g CARBS	91 CALS	0g FAT	7g FIBER

Weight: 8 oz   1 cup

36g CARBS	136 CALS	0g FAT	11g FIBER

Weight: 12 oz

Cabbage (steamed)

3g CARBS	13 CALS	0g FAT	1g FIBER

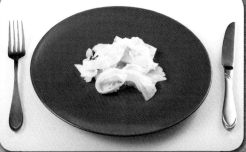

Weight: 2 oz

6g CARBS	26 CALS	0g FAT	2g FIBER

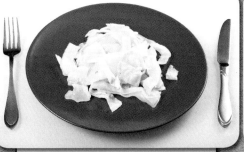

Weight: 4 oz   **1 cup**

9g CARBS	39 CALS	0g FAT	3g FIBER

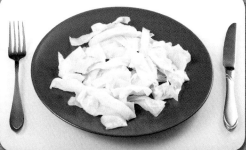

Weight: 6 oz

Carrots (steamed)

5g CARBS	20 CALS	0g FAT	2g FIBER

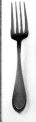

Weight: 2 oz

9g CARBS	40 CALS	0g FAT	3g FIBER

Weight: 4 oz

14g CARBS	60 CALS	0g FAT	5g FIBER

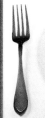

Weight: 6 oz   **1 cup**

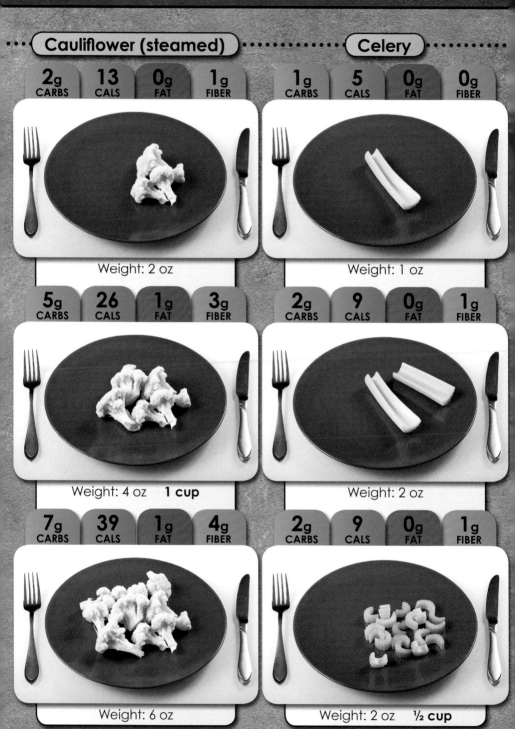

Cauliflower (steamed)

2g CARBS	13 CALS	0g FAT	1g FIBER

Weight: 2 oz

5g CARBS	26 CALS	1g FAT	3g FIBER

Weight: 4 oz **1 cup**

7g CARBS	39 CALS	1g FAT	4g FIBER

Weight: 6 oz

Celery

1g CARBS	5 CALS	0g FAT	0g FIBER

Weight: 1 oz

2g CARBS	9 CALS	0g FAT	1g FIBER

Weight: 2 oz

2g CARBS	9 CALS	0g FAT	1g FIBER

Weight: 2 oz **½ cup**

Corn on the Cob

9g CARBS	40 CALS	0g FAT	1g FIBER

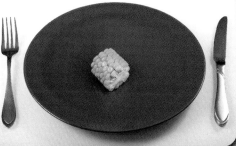

Weight: 1½ oz

19g CARBS	80 CALS	1g FAT	2g FIBER

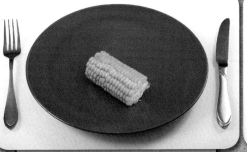

Weight: 3 oz

38g CARBS	160 CALS	1g FAT	5g FIBER

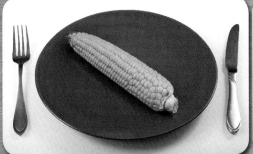

Weight: 6 oz

Corn

12g CARBS	54 CALS	1g FAT	1g FIBER

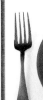

Weight: 2 oz

24g CARBS	109 CALS	2g FAT	3g FIBER

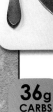

Weight: 4 oz

36g CARBS	163 CALS	3g FAT	4g FIBER

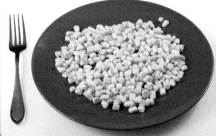

Weight: 6 oz   **1 cup**

Creamed Corn

| 15g CARBS | 61 CALS | 0g FAT | 1g FIBER |

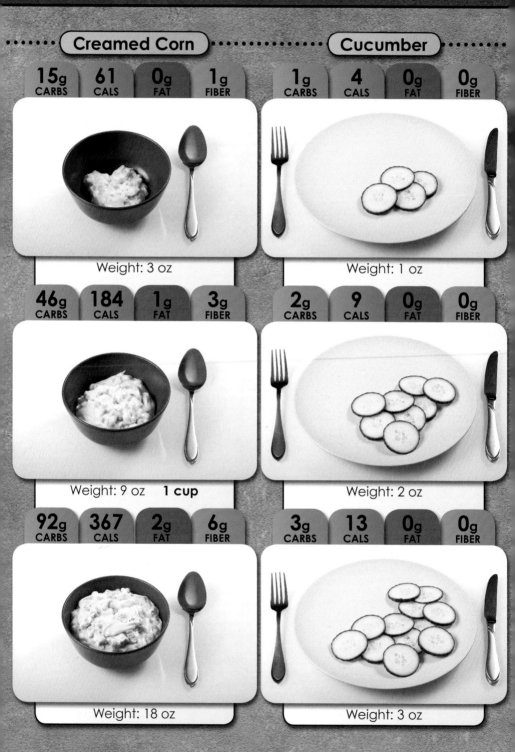

Weight: 3 oz

| 46g CARBS | 184 CALS | 1g FAT | 3g FIBER |

Weight: 9 oz **1 cup**

| 92g CARBS | 367 CALS | 2g FAT | 6g FIBER |

Weight: 18 oz

Cucumber

| 1g CARBS | 4 CALS | 0g FAT | 0g FIBER |

Weight: 1 oz

| 2g CARBS | 9 CALS | 0g FAT | 0g FIBER |

Weight: 2 oz

| 3g CARBS | 13 CALS | 0g FAT | 0g FIBER |

Weight: 3 oz

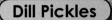

Dill Pickles · · · · · · · · · · · · · · · Eggplant (baked)

2g CARBS	8 CALS	0g FAT	1g FIBER

1g CARBS	4 CALS	0g FAT	1g FIBER

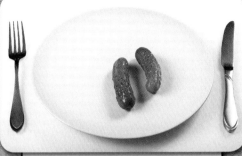
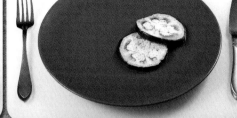

Weight: 2 oz   Weight: 1 oz

5g CARBS	16 CALS	0g FAT	2g FIBER

3g CARBS	9 CALS	0g FAT	2g FIBER

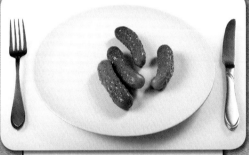

Weight: 4 oz   Weight: 2 oz

7g CARBS	24 CALS	0g FAT	3g FIBER

4g CARBS	13 CALS	0g FAT	2g FIBER

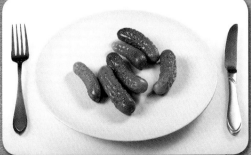
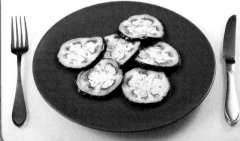

Weight: 6 oz   Weight: 3 oz

Eggplant (fried)

2g CARBS	86 CALS	9g FAT	1g FIBER

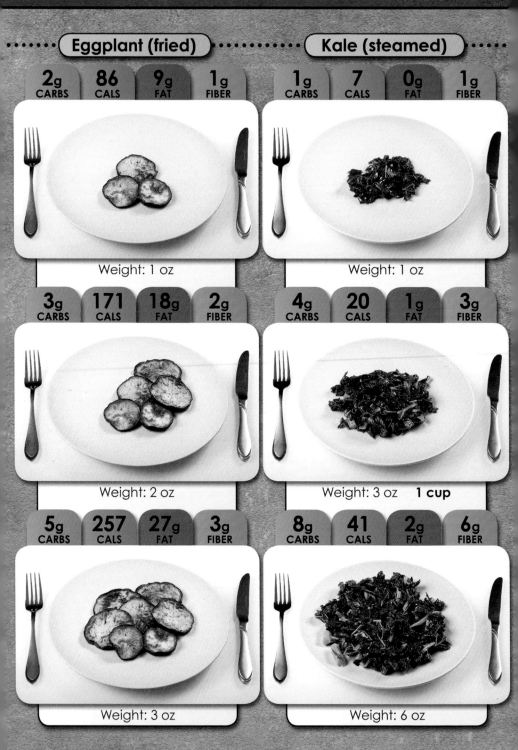

Weight: 1 oz

3g CARBS	171 CALS	18g FAT	2g FIBER

Weight: 2 oz

5g CARBS	257 CALS	27g FAT	3g FIBER

Weight: 3 oz

Kale (steamed)

1g CARBS	7 CALS	0g FAT	1g FIBER

Weight: 1 oz

4g CARBS	20 CALS	1g FAT	3g FIBER

Weight: 3 oz   **1 cup**

8g CARBS	41 CALS	2g FAT	6g FIBER

Weight: 6 oz

Leeks (steamed)

2g CARBS	9 CALS	0g FAT	0g FIBER

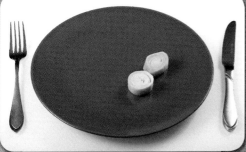

Weight: 1 oz

6g CARBS	26 CALS	0g FAT	1g FIBER

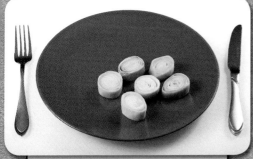

Weight: 3 oz

11g CARBS	44 CALS	0g FAT	1g FIBER

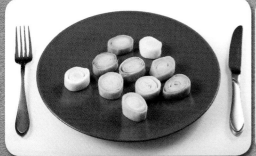

Weight: 5 oz   **1 cup**

Lettuce

1g CARBS	4 CALS	0g FAT	0g FIBER

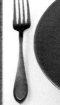

Weight: 1 oz

2g CARBS	8 CALS	0g FAT	1g FIBER

Weight: 2 oz   **1 cup**

3g CARBS	12 CALS	0g FAT	1g FIBER

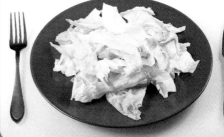

Weight: 3 oz

Mushrooms (raw)

| **2**g CARBS | **12** CALS | **0**g FAT | **1**g FIBER |

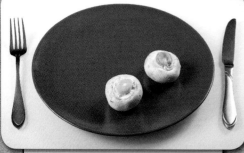

Weight: 2 oz

| **4**g CARBS | **25** CALS | **0**g FAT | **1**g FIBER |

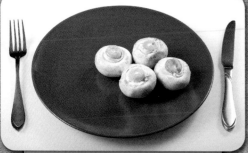

Weight: 4 oz

| **6**g CARBS | **37** CALS | **1**g FAT | **2**g FIBER |

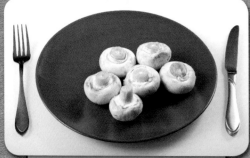

Weight: 6 oz

Mushrooms (fried)

| **2**g CARBS | **67** CALS | **7**g FAT | **1**g FIBER |

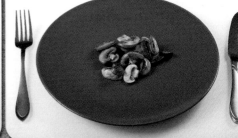

Weight: 1½ oz

| **4**g CARBS | **134** CALS | **14**g FAT | **2**g FIBER |

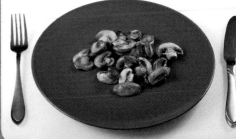

Weight: 3 oz

| **7**g CARBS | **200** CALS | **21**g FAT | **3**g FIBER |

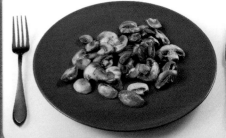

Weight: 4½ oz   **1 cup**

Mushrooms (canned)

3g CARBS	14 CALS	0g FAT	1g FIBER

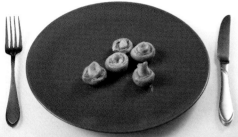

Weight: 2 oz

6g CARBS	28 CALS	0g FAT	3g FIBER

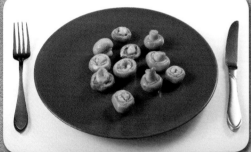

Weight: 4 oz

9g CARBS	43 CALS	0g FAT	4g FIBER

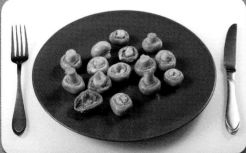

Weight: 6 oz   **1 cup**

Okra (battered, fried)

7g CARBS	134 CALS	11g FAT	1g FIBER

Weight: 1 oz

20g CARBS	402 CALS	33g FAT	2g FIBER

Weight: 3 oz   **1 cup**

34g CARBS	669 CALS	56g FAT	4g FIBER

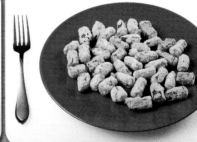

Weight: 5 oz

Okra (steamed)

| 2g CARBS | 8 CALS | 0g FAT | 1g FIBER |

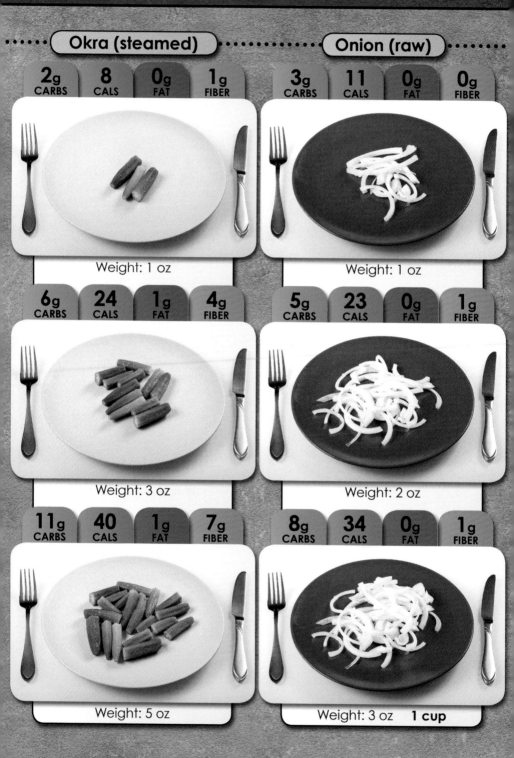

Weight: 1 oz

| 6g CARBS | 24 CALS | 1g FAT | 4g FIBER |

Weight: 3 oz

| 11g CARBS | 40 CALS | 1g FAT | 7g FIBER |

Weight: 5 oz

Onion (raw)

| 3g CARBS | 11 CALS | 0g FAT | 0g FIBER |

Weight: 1 oz

| 5g CARBS | 23 CALS | 0g FAT | 1g FIBER |

Weight: 2 oz

| 8g CARBS | 34 CALS | 0g FAT | 1g FIBER |

Weight: 3 oz   **1 cup**

Onion (fried)

2g CARBS	37 CALS	3g FAT	0g FIBER

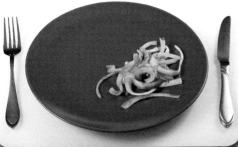

Weight: 1 oz

4g CARBS	75 CALS	6g FAT	1g FIBER

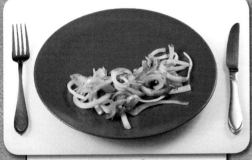

Weight: 2 oz

7g CARBS	112 CALS	9g FAT	1g FIBER

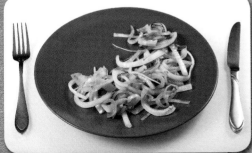

Weight: 3 oz   **1 cup**

Parsnips (honey roasted)

11g CARBS	82 CALS	4g FAT	2g FIBER

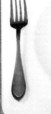

Weight: 2 oz

22g CARBS	165 CALS	9g FAT	5g FIBER

Weight: 4 oz

33g CARBS	247 CALS	13g FAT	7g FIBER

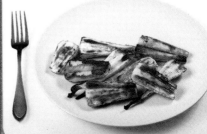

Weight: 6 oz

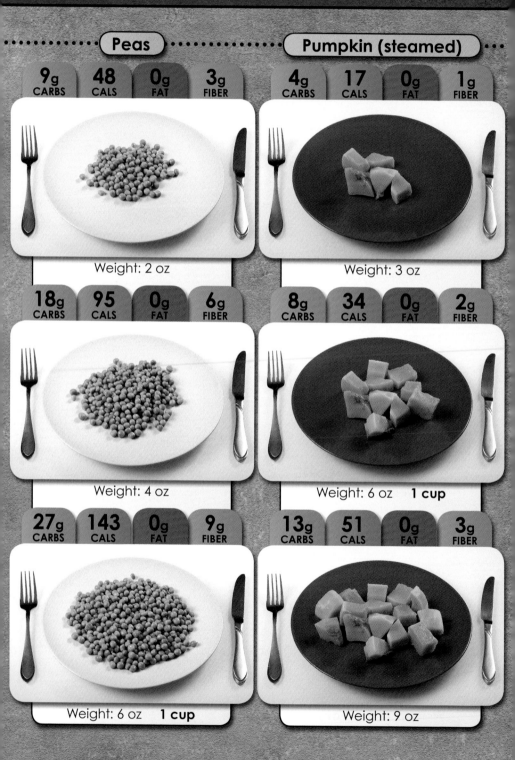

Peas

| 9g CARBS | 48 CALS | 0g FAT | 3g FIBER |

Weight: 2 oz

| 18g CARBS | 95 CALS | 0g FAT | 6g FIBER |

Weight: 4 oz

| 27g CARBS | 143 CALS | 0g FAT | 9g FIBER |

Weight: 6 oz   **1 cup**

Pumpkin (steamed)

| 4g CARBS | 17 CALS | 0g FAT | 1g FIBER |

Weight: 3 oz

| 8g CARBS | 34 CALS | 0g FAT | 2g FIBER |

Weight: 6 oz   **1 cup**

| 13g CARBS | 51 CALS | 0g FAT | 3g FIBER |

Weight: 9 oz

Radish

2g CARBS	**9** CALS	**0**g FAT	**1**g FIBER

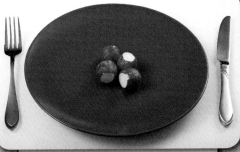

Weight: 2 oz

4g CARBS	**18** CALS	**0**g FAT	**2**g FIBER

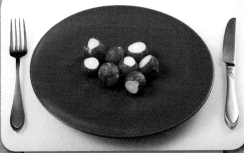

Weight: 4 oz

6g CARBS	**27** CALS	**0**g FAT	**3**g FIBER

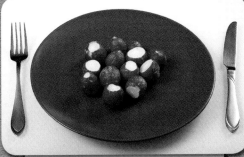

Weight: 6 oz   **1 cup**

Sauerkraut

1g CARBS	**5** CALS	**0**g FAT	**1**g FIBER

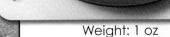

Weight: 1 oz

4g CARBS	**16** CALS	**0**g FAT	**2**g FIBER

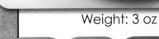

Weight: 3 oz

6g CARBS	**27** CALS	**0**g FAT	**4**g FIBER

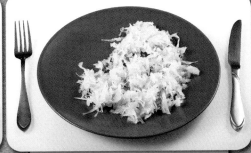

Weight: 5 oz   **1 cup**

Snow Peas (steamed)

| 4g CARBS | 19 CALS | 0g FAT | 1g FIBER |

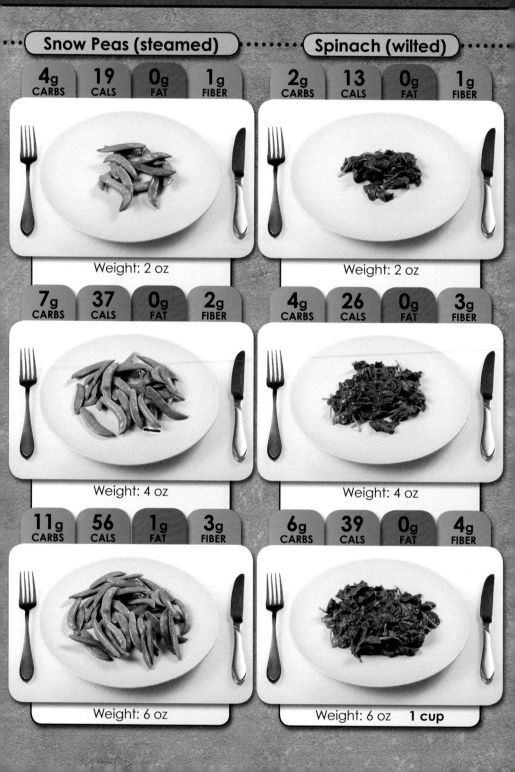

Weight: 2 oz

| 7g CARBS | 37 CALS | 0g FAT | 2g FIBER |

Weight: 4 oz

| 11g CARBS | 56 CALS | 1g FAT | 3g FIBER |

Weight: 6 oz

Spinach (wilted)

| 2g CARBS | 13 CALS | 0g FAT | 1g FIBER |

Weight: 2 oz

| 4g CARBS | 26 CALS | 0g FAT | 3g FIBER |

Weight: 4 oz

| 6g CARBS | 39 CALS | 0g FAT | 4g FIBER |

Weight: 6 oz   **1 cup**

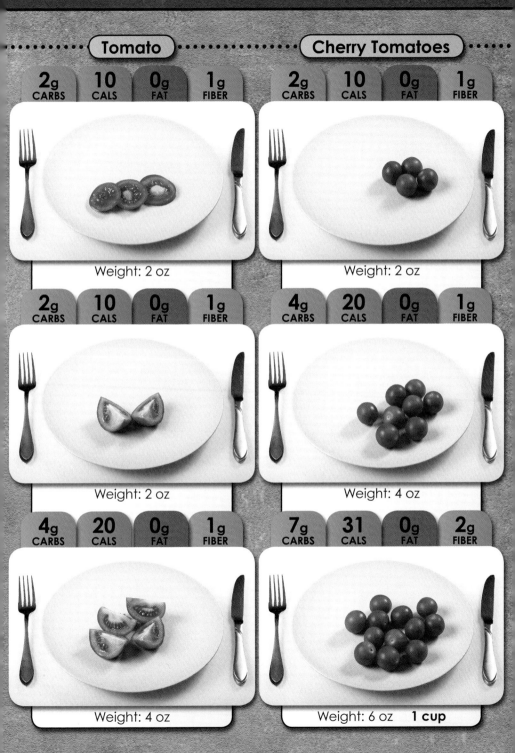

Tomato

| 2g CARBS | 10 CALS | 0g FAT | 1g FIBER |

Weight: 2 oz

| 2g CARBS | 10 CALS | 0g FAT | 1g FIBER |

Weight: 2 oz

| 4g CARBS | 20 CALS | 0g FAT | 1g FIBER |

Weight: 4 oz

Cherry Tomatoes

| 2g CARBS | 10 CALS | 0g FAT | 1g FIBER |

Weight: 2 oz

| 4g CARBS | 20 CALS | 0g FAT | 1g FIBER |

Weight: 4 oz

| 7g CARBS | 31 CALS | 0g FAT | 2g FIBER |

Weight: 6 oz   **1 cup**

Turnip (steamed)

| 3g CARBS | 12 CALS | 0g FAT | 1g FIBER |

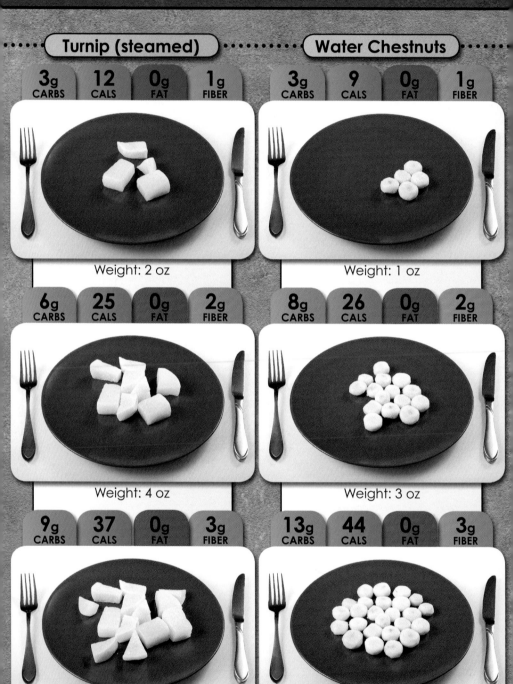

Weight: 2 oz

| 6g CARBS | 25 CALS | 0g FAT | 2g FIBER |

Weight: 4 oz

| 9g CARBS | 37 CALS | 0g FAT | 3g FIBER |

Weight: 6 oz   **1 cup**

Water Chestnuts

| 3g CARBS | 9 CALS | 0g FAT | 1g FIBER |

Weight: 1 oz

| 8g CARBS | 26 CALS | 0g FAT | 2g FIBER |

Weight: 3 oz

| 13g CARBS | 44 CALS | 0g FAT | 3g FIBER |

Weight: 5 oz   **1 cup**

Yam (boiled)

| 15g CARBS | 65 CALS | 0g FAT | 2g FIBER |

Weight: 2 oz

| 31g CARBS | 129 CALS | 0g FAT | 4g FIBER |

Weight: 4 oz

| 46g CARBS | 194 CALS | 0g FAT | 7g FIBER |

Weight: 6 oz

Zucchini (steamed)

| 2g CARBS | 9 CALS | 0g FAT | 1g FIBER |

Weight: 2 oz

| 3g CARBS | 17 CALS | 0g FAT | 1g FIBER |

Weight: 4 oz

| 5g CARBS | 26 CALS | 1g FAT | 2g FIBER |

Weight: 6 oz   **1 cup**

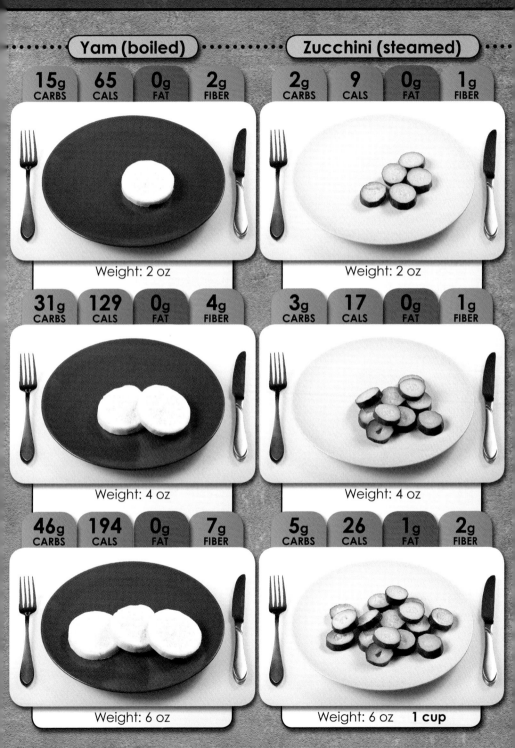

Index

Acknowledgements

We hope that you enjoy this book and continue to find it useful for years to come. We are very pleased to help thousands of people to understand the carbohydrate, calorie, fat and fiber content of the food they eat. We would like to take the opportunity to express our deepest thanks and appreciation to the two most special people in our lives - Justine and Chrissi.

We would also like to thank the following people for their advice and support: Eleana Papadopoulou, Barbara Grehs, Laila Hammam, Lisa Brown, Amy Hess Fischl, Julie Charman, Dr David Kerr, David Charlton, Sean O'Dell, Stu McMillan, Ravinder Kundi, Peter Rose, Barry & Joan Cheyette, Pat & Akbar Balolia, Mark Foot, Friends and Family.

Data Sources

Carbohydrate, calorie, fat and fiber values were referenced from:
- USDA National Nutrient Database for Standard Reference, Release 24. US Department of Agriculture, Agricultural Research Service, 2011.
- *Dietplan (version 6.60)*, Forestfield Software Limited.
- Food Standards Agency (2002) *McCance & Widdowson's: the Composition of Foods (6th Edition)*, Royal Society of Chemistry.
- Food Standards Agency *UK Food Nutrient Databank*.
- Juliette Kellow *et al* (2010) *The Calorie, Carb and Fat Bible 2010*, Weight Loss Resources Limited.

Other reference values were taken using an average of commercially available products or calculated from recipes. Some values have been estimated based on similar foods. Please note that values in this book are to be used as a guide only. The authors cannot accept any liability for any consequences arising from the use of the information contained within this book. Every effort has been made to ensure figures represent a true and fair value of carbohydrate, calorie, fat and fiber content of food & drinks included, but these values can vary between brands, recipes and food preparation methods.

Sustainability Policy

The authors would like to encourage people who read this book to use, where possible, Marine Stewardship Council (MSC) certified sustainable fish. The most commonly available types of fish, such as cod, have been used in this book but we would like to encourage people to use alternative, non-endangered fish such as coley or pollock. For further details, please see the MSC website (www.msc.org). We would also like to encourage people to use higher welfare and free-range animal products where possible.